Prof. Dr. med. Reiner Bartl

Osteoporose

Erfolgreich vorbeugen und gezielt behandeln

- Mit Bewegung und Ernährung die Knochen stärken
- Die neuesten Therapien bei Knochenschwund
- Testen Sie Ihr persönliches Osteoporoserisiko

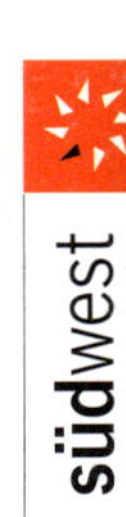

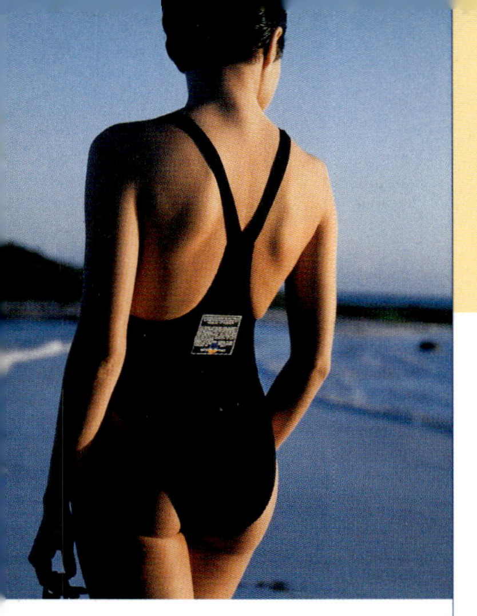

Bewegung – das A und O für gesunde Knochen. Schwimmen gehört zu den besonders empfehlenswerten Sportarten bei Osteoporose und auch bei Haltungsschäden.

Inhalt

Osteoporose ist vermeidbar bzw. im frühen Stadium heilbar – wenn Arzt und Patient konsequent zusammenarbeiten.

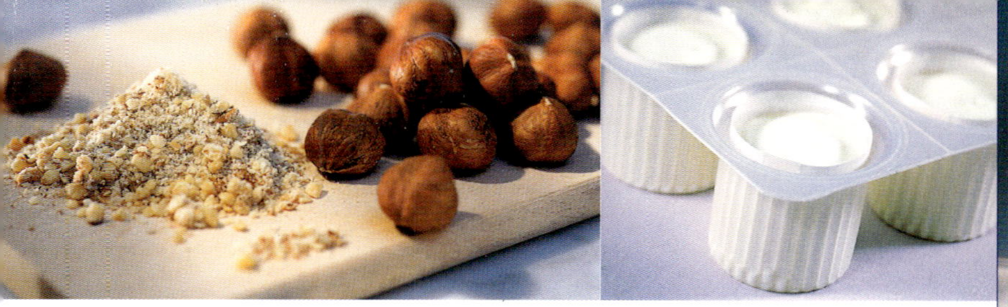

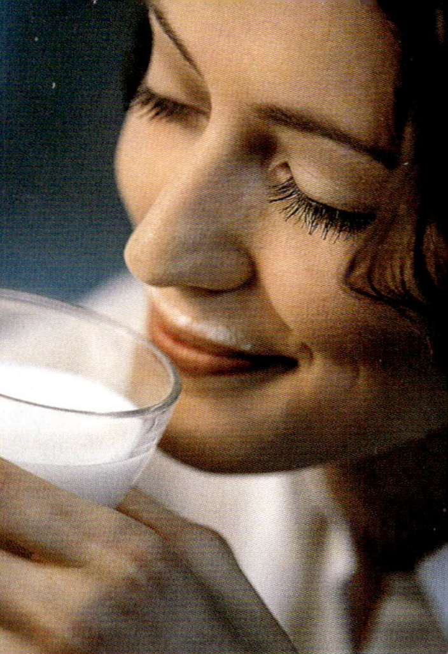

Kalzium – das wichtigste Mineral zur Vorbeugung und Behandlung der Osteoporose. Eine ausreichende Zufuhr ist u. a. durch eine knochenbewusste Ernährung möglich.

Dauerhaft stabile Knochen

Osteoporose ist heute neben Diabetes mellitus (Zuckerkrankheit), Bluthochdruck und Herzinfarkt ein weltweites Gesundheitsproblem. Die Patienten haben einen dünnen Knochen und leiden an Brüchen (Frakturen). Frauen sind mit 80 Prozent besonders betroffen, aber auch Männer erkranken immer häufiger. Osteoporose hat keine Frühwarnsymptome, und bis vor kurzem wurde sie erst mit Auftreten des ersten Knochenbruchs diagnostiziert. Osteoporose kommt »auf leisen Sohlen« – welcher junge Mensch denkt daran, vielleicht später an Osteoporose zu erkranken?

Immense Kosten

Man schätzt, dass ungefähr 40 Prozent aller Frauen einmal in ihrem Leben einen durch Knochenschwund bedingten Knochenbruch erleiden. Weltweit verursacht Osteoporose etwa zwei Millionen Oberschenkelbrüche jährlich. Berechnen wir 10 000 bis 25 000 Euro pro Operation und Rehabilitation in Deutschland, so werden uns die immensen Kosten dieser Erkrankung für die Gesellschaft bewusst. Viele Betroffene sind später pflegebedürftig. Osteoporosebedingte Knochenbrüche sind aber auch lebensbedrohlich: Fast ein Viertel aller älteren Patienten mit Oberschenkelbruch stirbt innerhalb eines Jahres nach dem Bruch.

Unter Einsatz der heute zur Verfügung stehenden und wissenschaftlich überprüften Verfahren könnten deutlich mehr als die Hälfte aller Oberschenkelhalsbrüche und bis zu 80 Prozent aller Wirbelbrüche bereits verhindert werden. Unser heutiges Wissen rechtfertigt meine optimistische Aussage, dass jede Osteoporose vermeidbar und in frühem Stadium heilbar ist – vorausgesetzt, dass Patient und Arzt beharrlich und konsequent dieses Ziel verfolgen.

Hoffnungsvolle Fortschritte

In den letzten Jahren haben moderne diagnostische Methoden und neue Medikamente diese Erkrankung aus ihrem stiefmütterlichen Dasein herausgerissen und neue Hoffnungen geweckt:

- Besseres Verständnis des Knochenumbaus
- Zuverlässige Methoden zur Messung der Knochendichte
- Erkennen der Risikofaktoren für den Knochenschwund
- Frühzeitige Maßnahmen zur Verhütung der Osteoporose
- Einführung der Medikamentengruppe der Bisphosphonate

Aufgrund dieser Fortschritte erscheint es mir realistisch, dass auch die Osteoporose bald zu den historischen Erkrankungen gehören wird, vergleichbar mit der früher gefürchteten Rachitis (Vitamin-D-Mangelkrankheit), die heute mit der Vitamin-D-Prophylaxe in zivilisierten Ländern zu den ausgestorbenen Krankheiten gezählt werden kann.

Rechtzeitige Vorbeugemaßnahmen treffen

Die Osteoporose endgültig zu besiegen, hängt wesentlich von zwei Umständen ab:

- Die Gesellschaft muss darüber aufgeklärt werden, wie wichtig der Aufbau einer »maximalen Knochenmasse« noch weit vor der Menopause (Ende der Regelblutung in den Wechseljahren) ist – im Idealfall im Jugendalter.
- Das Gesundheitssystem akzeptiert die Notwendigkeit, Personen mit Osteoporoserisiko frühzeitig zu erkennen und sie für ein Vermeidungsprogramm zu gewinnen. Dies ist eine wesentlich preiswertere Strategie als für die enormen Folgekosten der Osteoporose aufzukommen. Angesichts der Zunahme älterer Menschen in unserer Gesellschaft ist dies eine der dringlichsten Aufgaben im Bereich Gesundheit.

Und noch ein Umstand macht mir Mut, an dieses ehrgeizige Ziel zu glauben. Mit der Einführung der Bisphosphonate, einer neuen Medikamentengruppe, können wir bei allen Patienten und Risikogruppen den krankhaften Knochenabbau stoppen, die Knochenmasse damit erhöhen und das Knochenbruchrisiko senken. Somit ist die Osteoporose heute heilbar, vorausgesetzt, dass es noch nicht zu einer schweren Skelettzerstörung gekommen ist.

Doch um Osteoporose tatsächlich zu vermeiden, ist es notwendig, sofort, konsequent und mit Elan anzufangen, auf die Gesundheit unseres Skeletts zu achten. Es ist nie zu spät, damit zu beginnen: »Jeder ist seines Skelettes Schmied!«

Prof. Dr. med. Reiner Bartl

Denken Sie einmal über die 100-Prozent-Regel nach:

- 100 Prozent der Bevölkerung haben ein Osteoporoserisiko.
- 100 Prozent der Osteoporosefälle sind heute vermeidbar.
- 100 Prozent der Osteoporosefälle sind behandelbar.

Vorbeugung ist einfacher und effektiver als Therapie!

Osteoporose ist heute »so überflüssig wie ein Kropf«, wenn wir unseren Knochen mit in die Vorsorge einschließen und nicht erst warten, bis der Knochen bricht!

Der Knochen – ein Multifunktionstalent

Das Knochengerüst des Menschen, das Skelett, besteht aus ungefähr 220 Knochen. Neben der Stütz- und Fortbewegungsfunktion gibt uns das Knochengerüst Schutz vor äußeren Einwirkungen. So schützen beispielsweise die Rippen Herz und Lunge, und der Schädel bewahrt unser Gehirn vor Verletzungen. Der Knochen enthält auch unser Knochenmark, das die lebensnotwendigen Blutzellen produziert. Diese Funktion erklärt die hohe Durchblutungsrate der Knochen.

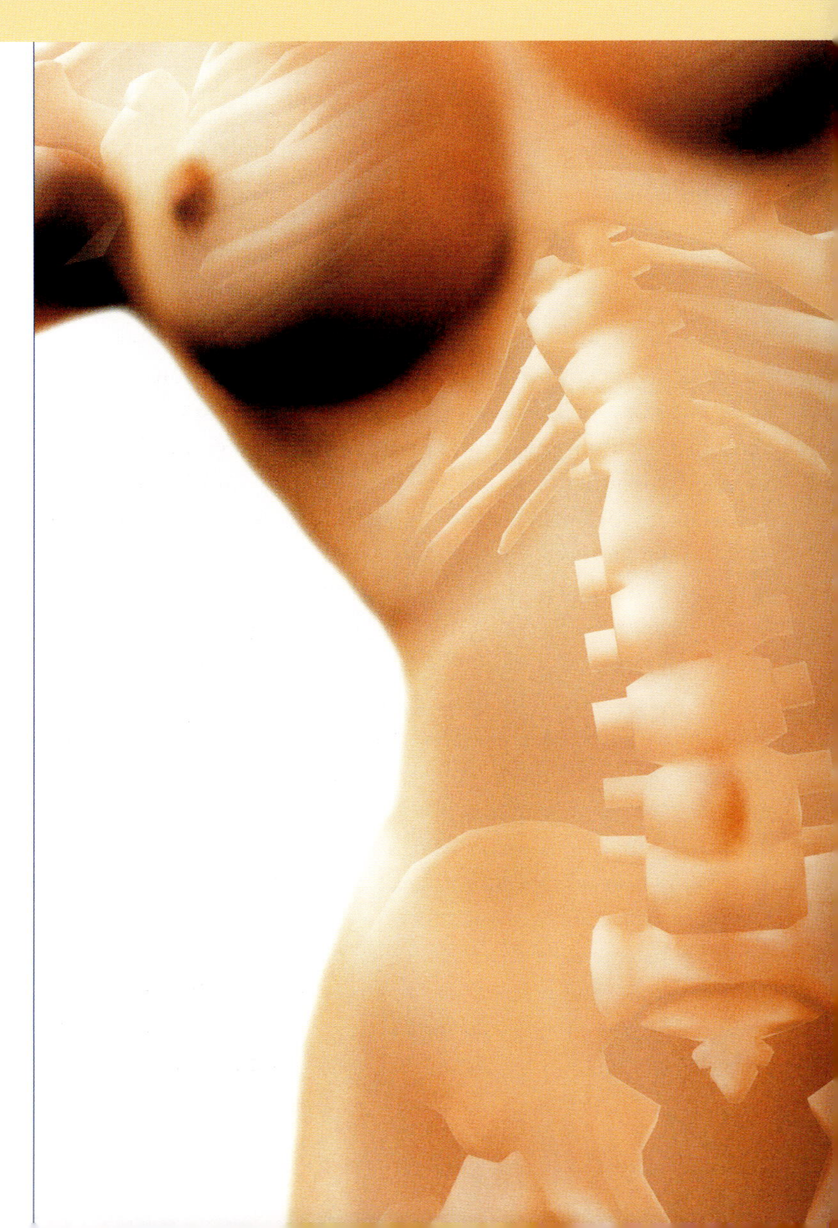

Knochen speichern, stützen und schützen

Neben der Stütz- und Schutzfunktion hat der Knochen noch eine wesentliche Aufgabe: Er ist die größte Mineralbank unseres Körpers. 99 Prozent des Kalziums, 85 Prozent des Phosphats und 60 Prozent des Magnesiums sind in den Knochen gespeichert.

Der Knochen ist ein vitales, lebendiges und anpassungsfähiges Gewebe, das in ständigem Austausch mit dem Gesamtkörper steht und sich selbst überwacht. Sein Studium hat uns gezeigt, dass der einfachste Weg zum gesunden Knochen über die kluge Anwendung erprobter Selbstreparaturmechanismen des Knochens führt.

Nährstoffspeicher Knochen

Viele lebenswichtige Funktionen wie der Herzschlag, die Nervenfunktion, die Blutgerinnung und die Enzymaktivierung hängen von einem exakt eingehaltenen Kalziumwert im Blut ab. Sinkt dieser Kalziumwert im Blut ab, laufen zahlreiche Regulationsprozesse an, um das lebensnotwendige Kalzium umgehend aus den Knochen zu lösen und in das Blut zu transportieren. Umgekehrt werden Kalzium, Phosphat und Magnesium auf Abruf in den Knochen gespeichert. Auf diese Weise werden täglich mehr als 400 Milligramm Kalzium aus den Knochen herausgelöst und pro Jahr 20 Prozent der Knochen abgebaut. Umgekehrt wird die Knochenbilanz durch einbauende Prozesse genau ausgeglichen. Das bedeutet, dass unser Skelett drei- bis viermal in unserem Leben vollkommen erneuert wird. Wird diese Bilanz aber über viele Jahre nicht exakt eingehalten, so haben wir eine negative Kalziumbilanz, die schließlich in ausgedünnten, brüchigen, porösen Knochen, der so genannten Osteoporose, enden muss.

Ein architektonisches Meisterwerk

Die Architektur des Knochens ist bedingt durch zwei Eigenschaften: Sie muss widerstandsfähig und elastisch sein. So hat beispielsweise die Hüfte eine Belastung von mehr als 250 Kilogramm Gewicht, also eine viertel Tonne, zu »verkraften«; zudem muss sie

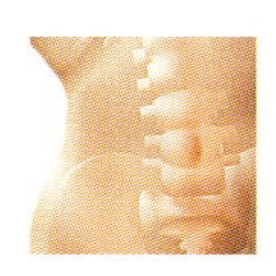

Info

Die Festigkeit und damit das Bruchrisiko des Knochens wird von einem genial durchdachten Bauplan bestimmt, der sich vom makroskopischen über den mikroskopischen bis in den molekularen Bereich erstreckt. Dabei ist die Knochendichtemessung zwar eine praktische, aber nur grobe Methode zur Beurteilung der Stabilität unseres Skeletts. Es müssen in Zukunft noch bessere Methoden erarbeitet werden, um die Architektur des Knochengerüsts genauer darstellen zu können.

aber auch kurze harte Schläge und Verwindungen, wie z. B. beim Springen und Skifahren, elastisch abfedern und überstehen können. Dies realisiert der Knochen durch eine spezielle Mischung der Baumaterialien, die wir im Bauwesen als Prinzip der Spannbetonbauweise kennen: die »Zwei-Phasen-Komponente«. So besteht der Knochen aus einem elastischen Knochenmaterial, in dem Kollagenmoleküle wie Seile lamellenförmig angeordnet sind. Dazwischen werden Kalzium und Phosphat in kristalliner Form, vergleichbar mit Beton bei der Spannbetonbauweise, eingelagert und verfestigt. Verschiedene Spurenelemente und Riesenmoleküle (»Mucopolysaccharide«) dienen als Leim, der die Proteinseile mit den Mineralkristallen fest verbindet. Das Kollagen ist für die Elastizität, die kristallinen Mineralien für die Festigkeit und Steifheit des Knochens zuständig. Die richtige Mischung und Reifung der Baukomponenten ist ein ungemein komplexes Geheimnis, das viele andere Mineralien, Vitamine, Hormone und Enzyme umfasst und das wir bis heute nur bruchteilhaft verstehen.

Der kortikale Knochen

Der äußere Anblick des Knochengerüsts verbirgt die geniale Architektur. Erst im Röntgenbild können wir die beiden Bauprinzipien erkennen. Manche Knochen sind hohl und gleichen einer Röhre. Dazu werden der Oberschenkel- und der Oberarmknochen gezählt. Dieser Typ der Knochenstruktur wird auch als kortikaler oder kompakter Knochen bezeichnet, da er aus einer kompakten äußeren Rinde besteht. Die moderne Architektur setzt dieses Bauprinzip beispielsweise beim Bau von Fernsehtürmen ein. Eine Rohr ist viel belastbarer als ein massiver Stab.

Der spongiöse Knochen

Einen anderen Aufbau finden wir in den Wirbelkörpern, der Ferse und dem Oberschenkelhals. Diese Knochen sind nicht hohl, sondern wie ein von fester Hülle umgebener Schwamm (Spongiosa) konstruiert. Wir kennen diese Bauweise im Kran- und Brückenbau, bei denen die Belastung des Hauptträgers durch abstützendes filigranes Fachwerk abgefangen wird. Auf den ersten Blick wirken die Knochenbälkchen ungeordnet, bei genauer Betrachtung erweisen sich die Bälkchen als architektonisches Meisterwerk mit exakter Anpassung an die Belastungslinien (Trajektionslinien). Je dichter die Verknüpfungspunkte (Knoten) der Bälkchen ausgebildet sind, desto belastbarer ist der jeweilige Knochen.

Dieser vergrößerte Querschnitt eines spongiösen Knochens zeigt sehr gut die schwammartige Konstruktion. Die Bälkchen sind so angeordnet, dass sie den Belastungslinien des Knochens folgen und damit eine optimale Festigkeit bieten.

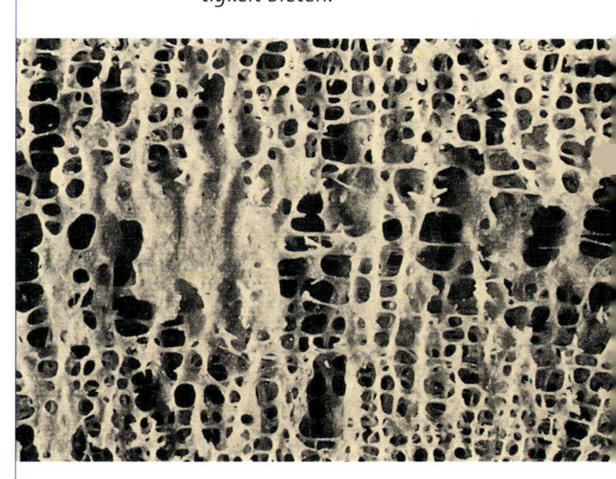

Ausgewogen und stabil

Die Belastbarkeit des Knochens hängt also nicht so sehr von der Knochendichte, sondern vielmehr von der ausgewogenen Knochenarchitektur ab. Ungefähr 80 Prozent unserer Knochen sind kortikal und nur 20 Prozent spongiös. Der kompakte, kortikale Knochen ist sehr dicht, bis zu 90 Prozent verkalkt (kalzifiziert) und hat ein sehr niedriges Oberflächen-Volumen-Verhältnis, er ist also träge und unterliegt einem sehr langsamen Umbau. Der spongiöse Knochen dagegen hat durch die feingliedrige Anordnung eine viel größere Oberfläche und ist daher einem wesentlich schnelleren Umbau ausgesetzt. Dies bedeutet, dass sich der Knochenschwund (Osteoporose) zuerst an Knochen mit hohem Anteil an Knochenbälkchen äußert: Brüche der Wirbelkörper, des Handgelenks, der Rippen und des Oberschenkelhalses.

Die Oberfläche der Knochenbälkchen stellt eine riesige Austauschfläche für Stoffwechsel- und Umbauvorgänge dar, vergleichbar mit den Austauschoberflächen der Nieren und der Lunge. Umbauvorgänge laufen am spongiösen Knochen zehnmal schneller ab als am kompakten Knochen (Knochenrinde).

Der Knochen – eine ständige Baustelle

Der Knochen ist nicht leblos, er ist vielmehr ein lebendiges Organ mit hoher Durchblutung und Stoffwechselaktivität. Bei der Geburt sind nur wenige Knochenteile fertig angelegt und werden erst nach und nach aus Knorpel zum festen, in Lamellen angeleg-

Die Baueinheiten des Knochens, wenige Osteoklasten (knochenabbauende Zellen) und viele Osteoblasten (knochenanbauende Zellen), werden durch Hormone und gewebeständige Botenstoffe an einen genauen Bauplan gebunden. Selbst kleinste hormonelle Störungen können über Jahre zu einer negativen Knochenbilanz und damit zu Knochenkrankheiten führen.

ten Knochen umgebaut. Das Knochenwachstum, im Englischen auch modelling genannt, ist erst zur Pubertät mit der Verknöcherung der Wachstumsfugen abgeschlossen: Die endgültige Körpergröße ist erreicht. Das bedeutet jedoch nicht, dass sich ab diesem Zeitpunkt am Knochen nichts mehr tut. Er wird vielmehr ständig umgebaut und den wechselnden Bedürfnissen der Umwelt und Muskelkraft angepasst. Hinzu kommt, dass alternde Knochensubstanz durch Mineralverlust und Kollagenalterung an Festigkeit und Elastizität verliert – der Knochen bricht leichter. Der Körper tauscht daher in regelmäßigen Abständen die gesamte Knochensubstanz aus. Diese Fähigkeit des Materialaustauschs (»remodelling«) dient jedoch nicht allein der Gesamterneuerung, sondern auch der Reparatur eines gebrochenen, verletzten Knochens. Dabei handelt es sich nicht nur um die Reparatur oder Heilung von Brüchen ganzer Knochen, sondern auch um Tausende mikroskopisch kleiner Brüche der Knochenbälkchen (»Mikrofrakturen«), die neben der Knochendichte das Knochenbruchrisiko bestimmen (siehe auch Grafik Seite 12).

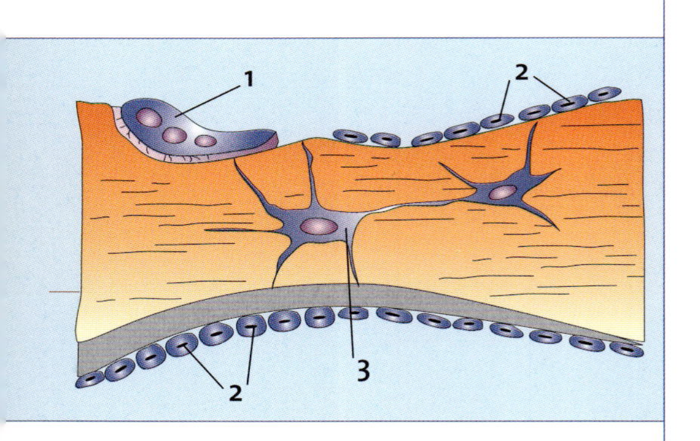

Im Knochen erfolgt ein reger Ab- und Aufbau: Die Osteoklasten (1) »fressen« alte Knochensubstanz auf, während die Osteoblasten (2) für einen Neuaufbau sorgen. Die Osteozyten (3) sind für die Versorgung des Knochens zuständig und regulieren den Kalziumgehalt.

Bautrupp im Dauereinsatz

Um diese ständigen Reparaturen und Anpassungen zu bewältigen, bedient sich das Knochengewebe spezialisierter Zellsysteme: Osteoklasten bauen alten, schwachen Knochen in nur wenigen Tagen ab, während Osteoblasten langsam über viele Wochen neuen Knochen wieder aufbauen. Für diesen Umbauprozess steht die unglaubliche Zahl von fünf Millionen Baueinheiten (»bone remodelling units«) bereit. Sie ist vergleichbar mit den Bautrupps der Straßenreparatur: Beschädigter Belag wird abgetragen und mit neuem Asphalt wieder ausgefüllt. Diese Selbstreparatur des Knochens ist von entscheidender Bedeutung für die Entstehung der Osteoporose. Knochenschwund entsteht, wenn über die Jahre etwas mehr Knochen abgebaut als erneuert wird. Wissenschaftler haben errechnet, dass bei der Entstehung der Osteoporose etwa 30 Teile Knochen abgebaut und nur 29 Teile wieder ersetzt werden. Der Knochenschwund steht daher vor allem mit der Anzahl aktivierter Umbaueinheiten in einer Wechselbeziehung. Diese Aktivität spiegelt sich in der Kalziumausscheidung und in den Abbauprodukten des Kollagens im Urin wider.

Das Kalzitonin senkt den Kalziumspiegel im Blut, das Parathormon hingegen stellt sowohl den Kalzium- als auch den Phosphatspiegel im Blut auf normale Werte ein.

Die Anpassung der Knochenmasse

Wie man sich gut vorstellen kann, ist der Knochenumbau sehr komplex und bisher nur teilweise verstanden. Sein Ziel ist die exakte Anpassung der Knochenmasse an die Muskelaktivität und Belastung; nicht ein Gramm Knochenmasse zu viel wird akzeptiert. Je mehr Muskelmasse wir aufbauen und je mehr Körpergewicht unser Skelett belastet, desto mehr nimmt die Knochenmasse zu. Die dafür zuständigen Zellsysteme des Knochengewebes werden einerseits von systemischen Hormonen, andererseits von Vitaminen und von lokalen Gewebefaktoren (Zytokine) gesteuert. Die wichtigsten Hormone sind das Kalzitonin und das Parathormon der Epithelkörperchen (Nebenschilddrüsen), die Schilddrüsenhormone, das Insulin der Bauchspeicheldrüse, das Wachstumshormon der Hirnanhangsdrüse, das Kortison der Nebennieren sowie Östrogene, Testosterone und Androgene der Sexualorgane. Als wichtigste Vitamine für Aufbau und Reifung der Knochensubstanz gelten die Vitamine C, D und K.

Prinzip der maximalen Knochenmasse

Alle Körperteile altern – das Skelett ist keine Ausnahme. Von der Geburt bis zum jungen Erwachsenen nimmt die Knochenmasse ständig zu, im Alter zwischen 25 und 30 erreichen wir unsere maximale Knochendichte (»peak bone mass«). Einige Frauen erreichen diesen Wert bereits mit 20.

Der Umbauzyklus einer Baueinheit dauert drei bis vier Monate. Zuerst wird das alte Knochenstück innerhalb von zehn Tagen durch die Osteoklasten abgebaut, danach füllen die Osteoblasten den entstandenen Knochendefekt innerhalb von 90 Tagen wieder mit neuem Knochen aus. Bleibt ein Restdefekt bestehen, d.h., wird zu wenig neuer Knochen gebildet, entsteht über die Jahre Osteoporose.

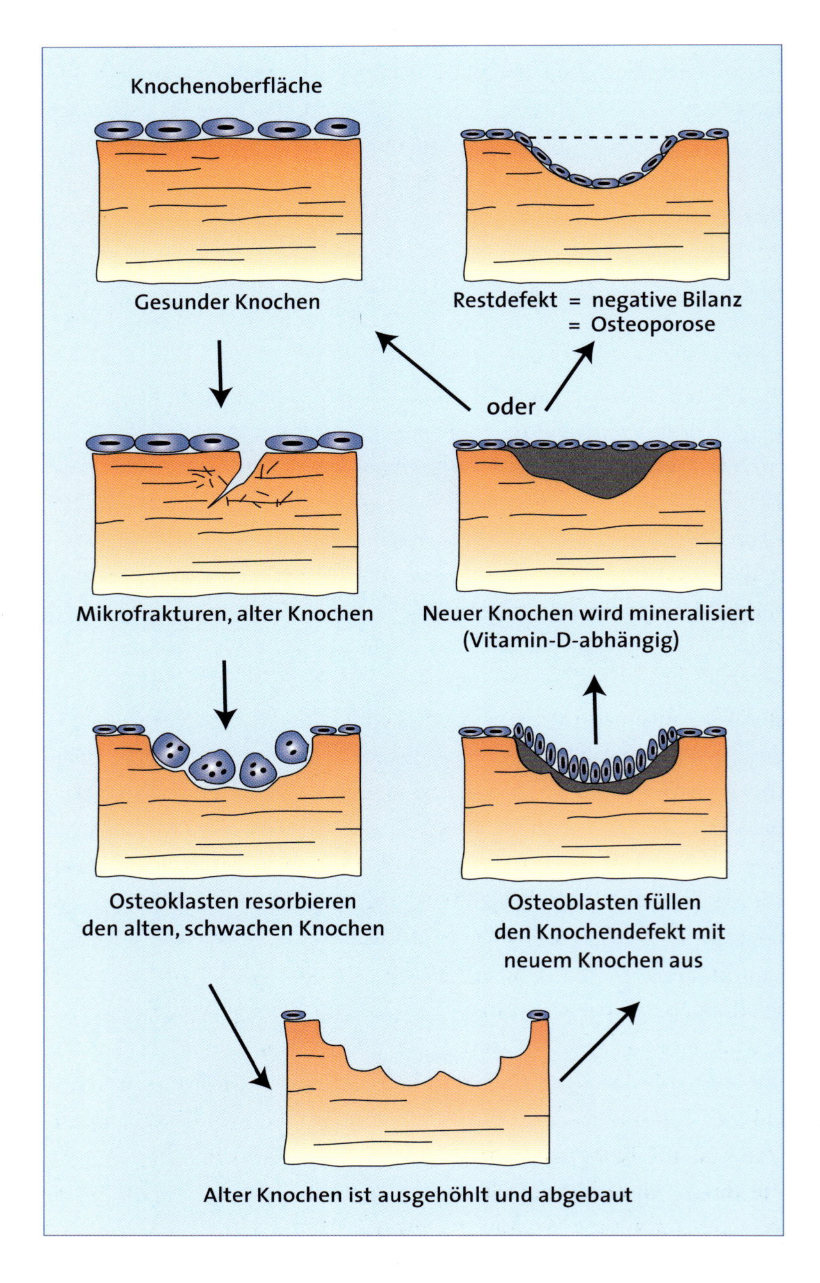

Spätestens aber nach dem 30. Lebensjahr verlieren wir mehr Knochenmasse als wir produzieren. Durchschnittlich betrachtet kommt es zu einem Prozent Knochenverlust pro Jahr, unabhängig vom Geschlecht. Für diesen Schwund liegen in der Regel keine äußeren Ereignisse oder plausiblen Erklärungen vor; offensichtlich ist er genetisch vorprogrammiert.

So steigt bei einer Frau der Verlust an Knochen rapide bis auf vier Prozent pro Jahr nach der Menopause mit Abfall des Östrogenspiegels. Dies bedeutet, dass eine Frau von ihrem 40. bis zum 70. Lebensjahr im Durchschnitt etwa 40 Prozent ihrer Knochenmasse verliert, ein Mann hingegen verliert im gleichen Zeitraum nur etwa zwölf Prozent. Die Bedeutung des Knochenschwunds der Frau in der Menopause ist in der Tat dramatisch. Es wurde errechnet, dass 75 Prozent der Wirbelkörperbrüche und 50 Prozent der Oberschenkelbrüche aus dem hohen Knochenschwund in der Menopause resultieren.

Ungesunde Lebensweise in jungen Jahren

Der Grundstock für Knochenprobleme im späteren Alter wird aber häufig bereits in der Jugend gelegt: nämlich dann, wenn durch falsche Ernährung, durch mangelnde Bewegung oder Rauchen die optimale Knochendichte nicht erreicht wird. Die Vorbeugung der Osteoporose beginnt also schon in der Kindheit und mit der richtigen Erziehung zu einer gesunden Lebensweise.

Eltern wie auch schulische Institutionen sind für die richtige Ernährung und für ausreichende sportliche Aktivitäten verantwortlich, denn die maximale Knochendichte, die wir als junger Erwachsener erreichen, ist vergleichbar mit einem Kapital, das wir bis ins hohe Alter klug und sparsam ausgeben bzw. anlegen sollten – auch wenn wir heute sogar die Möglichkeit haben, dieses »Kapital an Knochen« im Alter wieder zu vermehren. Das ist allerdings keinesfalls ein Grund, in jugendlichem Leichtsinn seine Knochenstabilität aufs Spiel zu setzen.

Stabiler Knochen im Alter hängt von 2 Faktoren ab:

- Aufbau einer möglichst hohen »maximalen Knochenmasse« in der Jugend
- Sparsamer Umgang mit diesem Kapital in den folgenden Lebensabschnitten

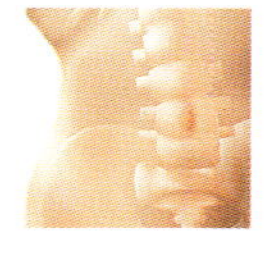

Info

Wir haben heute eine junge »Generation der Grobmotoriker«. Ärzte sehen ein Heer von ungelenken Stubenhockern heranwachsen, die bereits in Kindheit und Jugend zu Alterskrankheiten neigen. Verstärkter Schulsport tut daher Not!

Osteoporose – was ist das eigentlich?

»Osteo« bedeutet Knochen, und »porose« kann mit Durchlässigkeit übersetzt werden. Osteoporose ist also eine Krankheit mit »zu wenig Knochen«. Experten definieren Osteoporose als eine Knochenkrankheit mit allgemeinem Abbau von Knochensubstanz, zunächst ohne sichtbare Veränderung der äußeren Knochenform, jedoch mit Abnahme der mechanischen Belastbarkeit des Knochens und der Neigung zu Knochenbrüchen.
Laut Weltgesundheitsorganisation (WHO) wird die Osteoporose nach den Werten der Knochendichtemessung (Osteodensitometrie) festgelegt. Osteoporose bei der Frau liegt vor, »wenn die Knochenmineraldichte um 2,5 Standardabweichungen (SD) unter dem statistischen Mittelwert gesunder prämenopausaler Frauen (vor den Wechseljahren) liegt«. Damit kann man die Diagnose der Osteoporose bereits vor dem Auftreten eines Knochenbruchs stellen und gezielte Maßnahmen zu deren Vermeidung einleiten.

Knochenschwund beginnt an der inneren Oberfläche unserer Knochen. Der Knochen wird regelrecht von innen ausgehöhlt – bis er bricht.

Wie aus heiterem Himmel

Wie entsteht Osteoporose? Im Wesen ist sie eine negative Knochenmassebilanz über viele Jahre, die lange unbemerkt abläuft, bis plötzlich bei kleinstem Anlass, z. B. bei heftigem Niesen oder beim Anstoßen an ein Hindernis, ein Knochenbruch auftritt. In der Regel folgen Wirbeleinbrüche, die zu schweren Dauerschmerzen, Skelettdeformierungen und zur Abnahme der Körpergröße führen können. Angst, Mutlosigkeit, Depressionen, zunehmende Unbeweglichkeit und Muskelschwund sind die Folgen dieses »Teufelskreises«, den es schließlich zu durchbrechen gilt.

Spongiöse Knochen als erstes Angriffsziel

Wie läuft der Raubbau im Knochen selbst ab? Die »Bautrupps« des Knochengewebes, bestehend aus abbauenden und anbauenden Zellen, führen ihre Reparaturarbeit bevorzugt auf der inneren

Oberfläche des Knochens (Endost) durch. Die weitaus größte Angriffsfläche für die Knochenzellen bieten die Knochen mit hohem Anteil an spongiösem, trabekulärem Knochen (siehe dazu Seite 8f.), also bevorzugt Wirbelkörper, Hüften, Rippen, Handgelenke und Fersen. Dieses schwammartige Knochengerüst wird fünfmal schneller abgebaut als die kompakte Knochenrinde der langen Röhrenknochen, der so genannten kortikalen Knochen (siehe Seite 8). In der zeitlichen Abfolge werden daher zuerst die Knochenbälkchen im Inneren der Knochen zerstört, die Knochenrinde wird dagegen viel langsamer von der inneren Oberfläche her verschmälert. Halten die gleichzeitig eingeleiteten Knochenanbaumaßnahmen nicht Schritt mit dem zuerst ablaufenden Knochenabbau, resultiert daraus eine negative Knochenbilanz mit einer Verminderung der Knochendichte. Die Osteoporose entsteht.

Gesunder und osteoporotischer Knochen im Vergleich: links der Querschnitt durch einen Oberarmknochen einer jungen Frau mit kräftigem kortikalem Knochen und rechts der deutlich »ausgedünnte« Knochen einer an Osteoporose erkrankten Frau.

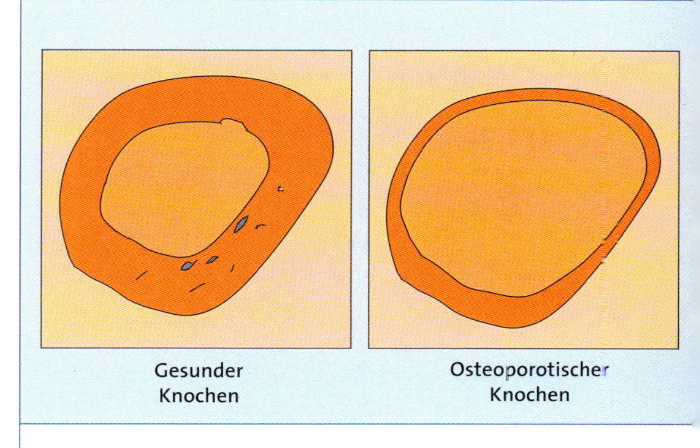

Nicht nur eine Frage der Knochenmasse

Der Knochen bricht nicht allein deswegen, weil er dünn ist. Diese Ungereimtheit erkennt man schon daran, dass die Hälfte aller Patienten mit dünnen Knochen nie einen Knochenbruch erleiden. Es ist beispielsweise auffallend, dass Japanerinnen eine deutlich niedrigere Knochendichte und eine geringere Kalziumaufnahme als Amerikanerinnen aufweisen; trotzdem ist in Japan die Häufigkeit eines Oberschenkelhalsbruchs zweieinhalbmal niedriger als in den USA. Neuere wissenschaftliche Studien haben zudem gezeigt, dass Osteoporose mehr als nur zu niedrige Knochendichte ist, sie ist auch ein Qualitätsproblem. Hier ist wieder der Vergleich mit dem Brückenbau angebracht. Die Tragfähigkeit einer Brücke hängt nicht nur von der Dicke des Hauptträgers ab – genauso wichtig ist die Qualität der verwendeten Baumaterialien und vor allem die ständige Wartung vor Witterungseinflüssen.

Die Knochenbälkchen sind der Schlüssel für einen belastbaren Knochen. Sind sie durch eine Osteoporose erst einmal verschwunden, gibt es für Medikamente und die Baueinheiten des Knochens keine Ansatzflächen für Reparaturarbeiten mehr.

Wird die Brücke nicht regelmäßig entrostet und saniert, so wird sie an ihrer schwächsten Stelle brechen – ganz egal, wie stark der Hauptträger noch ist.

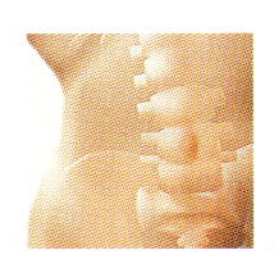

Info

Knochenbälkchen brechen täglich 1000fach, ohne dass wir es spüren. Diese Mikrofrakturen müssen rasch und vollständig repariert werden – sonst drohen selbst bei normaler Knochendichte große Knochenbrüche.

Zu starke Knochenbelastung

In unserem Knochen laufen ständig winzige Knochenbrüche ab, die zu einer Schwächung der Belastbarkeit führen und einer sorgfältigen Reparatur bedürfen. Heilen diese Tausende winziger Knochenbrüche nicht komplett und vollkommen ohne »Narben« aus, so kommt es ab einem kritischen Punkt zum Bruch des gesamten Knochens. Ist zudem auch noch die Knochenstruktur von Anfang an qualitativ sehr minderwertig angelegt, so kann der Knochen selbst bei normaler Dichte auch ohne Einwirkung von außen problemlos brechen.

Viele Faktoren spielen zusammen

Manche Menschen bleiben bruchfrei, obwohl sie extrem niedrige Knochendichtewerte zeigen. Frauen, die älter als 80 Jahre sind, haben fast alle im Oberschenkelbereich Knochendichtewerte, die einer schweren Osteoporose entsprechen, und trotzdem brechen sich nur wenige den Oberschenkelhals. Was unterscheidet also den dünnen Knochen, der bricht, von dem, der nicht bricht? Die Antwort liegt in der Knochenarchitektur und in der Fähigkeit, minderwertigen Knochen zu reparieren. Der osteoporotisch bedingte Knochenbruch basiert daher in der Regel auf drei Abnormitäten des Knochengewebes, die gleichzeitig vorliegen:

- Erniedrigte Knochendichte
- Mangelhafte Reparaturmechanismen
- Minderwertige Knochensubstanz

Für eine Störung der Selbstreparaturmechanismen des Knochens sind viele verschiedene Faktoren verantwortlich:

- Mangel an Baustoffen
- Mangel an Vitaminen
- Strahlentherapie
- Alterung der Knochenzellen

- Toxische Substanzen
- Chemotherapeutika
- Schwermetalle
- Durchblutungsstörungen
- Hormonstörungen
- Immobilität

Bei der Behandlung der Osteoporose müssen wir also nicht nur eine Erhöhung der Knochendichte, sondern auch eine Verbesserung der Knochenqualität und eine Aktivierung der beschriebenen natürlichen Reparaturmechanismen anstreben.

Magnetfelder steuern den Knochenbau

Es ist schon sehr lange bekannt, dass die Belastung des Knochens Kraftlinien und damit elektrische Potenziale erzeugt, die für den Heilungsprozess und die Erneuerung des Knochens von besonderer Bedeutung sind (der so genannte piezoelektrische Effekt). Diese elektromagnetischen Felder im Knochen sind offensichtlich wichtige Signale für benachbarte Knochenzellen, den Knochen nach den jeweiligen individuellen Bedürfnissen neu zu modellieren. Die uns im Röntgenbild vertrauten »Trajektionslinien« der Knochenbälkchen spiegeln diese Zug- und Druckspannungen, die in elektromagnetische Felder umgesetzt werden, exakt wider. Dort, wo die Spannungslinien zusammendrängen, liegt der kompakte Knochen, wo sie hingegen auseinander weichen, der spongiöse Knochen. Unser Knochen ist daher nach dem so genannten Minimum-Maximum-Prinzip der Brücken- oder Kranbautechnik aufgebaut: Mit einem Minimum an Material soll ein Maximum an Belastbarkeit erreicht werden.

Der praktische Versuch ist daher einleuchtend, mit dem Anlegen von starken Magnetfeldern in Drahtspulen die Heilung von Knochenbrüchen und die Modellierung des neu gebildeten Knochens zu beschleunigen. In der Praxis wird diese Behandlung als Magnetfeldtherapie bezeichnet. Bis jetzt sind von den Krankenkassen folgende Indikationen für eine solche Behandlung anerkannt worden: verzögerte Knochenbruchheilung, Pseudoarthrose und Endoprothesenlockerung.

Der Erfolg der Magnetfeldtherapie ist zwar belegt, es ist jedoch nicht geklärt, welche Wirkung des Magnetfelds den Heilungserfolg bewirkt. Eine Ursache mag im erhöhten Sauerstoffgehalt im Gewebe liegen. Fundierte Studien müssen aber den Wert der Magnetfeldbehandlung im klinischen Alltag noch belegen.

Risikofaktoren der Osteoporose

Noch vor wenigen Jahren wurde die Diagnose »Osteoporose« erst gestellt, wenn der Patient mit einem schmerzhaften Knochenbruch zum Arzt kam. Heute leben wir sehr viel gesundheitsbewusster und haben gelernt, dass das Erkennen und Abstellen von Risikofaktoren viele chronische Erkrankungen – wie auch Osteoporose – vermeiden hilft.

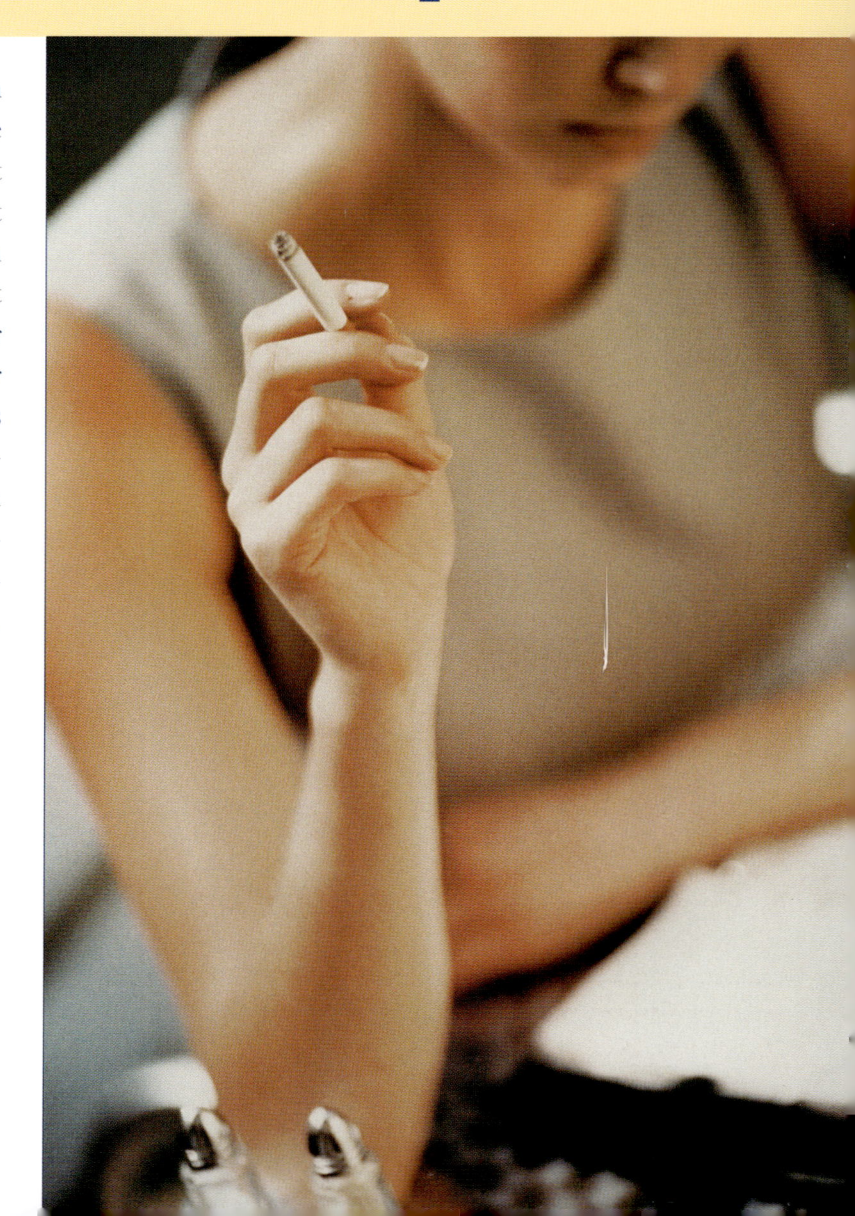

Osteoporose ist kein Schicksalsschlag

Osteoporose sucht ihre Opfer nicht wahllos aus. Es sind heute viele genetische und erworbene Risikofaktoren bekannt, die für die Entstehung von Osteoporose verantwortlich sind. Auch wenn diese Risikofaktoren die Erkrankung selbst nicht verursachen, können sie uns doch für das grundsätzliche Problem wachrütteln. Einerseits gibt es Faktoren, die angeboren sind und daher nicht beeinflusst werden können, andererseits gibt es schwer wiegende Risiken, für die wir selbst verantwortlich sind und die vermieden werden können bzw. müssen.

Früher galt die Osteoporose als eine schicksalhafte Alterskrankheit. Heute kennen wir die Risikofaktoren, die zur Osteoporose führen, sehr genau. Und wir haben die Werkzeuge, bereits die Entstehung einer Osteoporose zu verhindern. Wir haben es also selbst in der Hand, mit stabilen Knochen auch ins hohe Alter zu gehen.

Risikofaktoren bedeuten nicht gleich Osteoporose

Obwohl viele Faktoren mit der Osteoporose in Verbindung gebracht werden müssen, gibt es Patienten ohne Risikofaktoren, die trotzdem an einer Osteoporose leiden. Findet man keine Ursache für den Knochenschwund, so spricht man von idiopathischer Osteoporose. Andererseits gibt es Personen mit mehreren Risikofaktoren, die dennoch keine messbar verringerte Knochendichte zeigen. Im Rahmen einer Vorsorgeuntersuchung sollte daher neben Risikofaktoren für Herz-, Kreislauf- und Tumorerkrankungen auch das Osteoporoserisiko abgeklärt werden.

Nicht beeinflussbare Risikofaktoren

Verschiedene wissenschaftliche Untersuchungen zur Häufigkeit der Osteoporose zeigten Faktoren, die sich nicht beeinflussen lassen, wie beispielsweise ein erhöhtes Risiko bei nordeuropäischen Frauen, bei hellhäutigen Frauen oder bei erblicher Veranlagung, wenn die Erkrankung also schon mehrmals in der Familie beobachtet wurde.

Familiäre Belastung

Das Sprichwort »Wie die Mutter, so die Tochter« gilt besonders für Osteoporose. Wenn in der Verwandtschaft Personen mit einem Oberschenkelhalsbruch, mit häufigen Knochenbrüchen oder mit einer deutlichen Abnahme der Körpergröße bekannt sind, so sind auch Sie ein Risikopatient für Osteoporose.

Abstammung

Man weiß heute, dass die maximale Knochendichte und die spätere Knochenverlustrate genetisch vorprogrammiert sind. Es wurde außerdem nachgewiesen, dass Nordeuropäer das höchste Risiko, Afroamerikaner dagegen das niedrigste Risiko haben, an Osteoporose zu erkranken.

Geschlecht und Alter

Zwischen dem 30. und dem 35. Lebensjahr befindet sich unser Knochenumbau etwa im Gleichgewicht. Danach beginnt der genetisch festgelegte Knochenschwund, bei der Frau etwas stärker als beim Mann. Mit der Menopause und dem Abfall der Östrogenproduktion nimmt bei Frauen die Osteoporose mit Knochenbrüchen deutlich zu. Bei Männern steigt das Knochenbruchrisiko hingegen besonders deutlich nach dem 75. Lebensjahr und beträgt dann mehr als 30 Prozent.

Wenn Sie Ihr Osteoporoserisiko einschätzen wollen, befragen Sie zunächst Ihre Eltern. Der Alterungsprozess des Knochens ist zur Hälfte genetisch vorprogrammiert und wird von Hunderten verschiedener Gene gesteuert, die gerade von Wissenschaftlern in mühsamer Arbeit analysiert und katalogisiert werden.

Nach dem 45. Lebensjahr – ein Bruch folgt dem anderen

Auch wenn man die Ursache heutzutage noch nicht kennt, so weiß man, dass sich das Risiko, einen weiteren Knochenbruch zu erleiden, verdoppelt, wenn ein vorausgegangener Knochenbruch bekannt ist. Es wurde gezeigt, dass ein einziger spontan aufgetretener Wirbelkörperbruch das Risiko weiterer Wirbelkörperbrüche um das Fünffache erhöht, und zwei oder mehr Brüche das Risiko sogar auf das Zwölffache steigen lassen.

Beeinflussbare Risikofaktoren

Osteoporose ist weitgehend vermeidbar oder zu stoppen, wenn wir all jene Risikofaktoren früh und konsequent ändern, die wir beeinflussen können.

Chronischer Bewegungsmangel

Fehlende körperliche Aktivität ist der wichtigste Risikofaktor für die Entstehung der Osteoporose und für ein erhöhtes Knochenbruchrisiko. Dies gilt auch für junge bettlägerige Patienten, die in wenigen Monaten bis zu 30 Prozent ihrer Knochenmasse verlieren und häufig Jahre brauchen, um ihre Ausgangsmasse an Knochen wieder zu erreichen.

Der Knochenschwund ist ein schonungsloser Spiegel unseres bequemen und damit knochenfeindlichen Lebensstils. Wenn wir schon die Vorzüge unserer Zivilisation nutzen wollen, so sollten wir doch zumindest dem wichtigsten Knochenräuber, dem ständigen Bewegungsmangel, keine Chance geben.

Bewegung – optimal für die Gesundheit

- Bewegung verlangsamt den Alterungsprozess.
- Bewegung normalisiert den Stoffwechsel und erhöht die Sauerstoffzufuhr.
- Bewegung bringt den Kreislauf in Schwung.
- Bewegung stärkt Herz und Lunge.
- Bewegung kräftigt die gesamte Muskulatur und fördert somit auch den Knochenaufbau.
- Bewegung trainiert die Gelenkigkeit und die Reflexe.
- Bewegung stärkt die Knochen und hemmt den Knochenabbau.
- Bewegung verbessert das Immunsystem.
- Bewegung wirkt sich positiv auf die Gefühle und die Stimmungslage aus.
- Bewegung schafft Möglichkeiten für soziale Kontakte.

Stellt man beispielsweise einen Unterarmbruch mit einem Gipsverband drei Wochen lang ruhig, so verliert dieses Skelettareal ungefähr sechs Prozent Knochenmasse. Junge gesunde Astronauten müssen wegen der fehlenden Gravitationskraft im All spezielle Kraftübungen durchführen – und trotzdem verlieren sie etwa ein Prozent Knochenmasse pro Monat.

Auf der Erde sind Übungen gegen die Gravitationskraft wie Bergwandern oder Gewichtheben entscheidend für den Aufbau neuen Knochens. Es ist seit langem bekannt, dass eine regelmäßige Belastung des Knochens durch Muskelarbeit den Knochenaufbau deutlich fördert. Wenn wir uns aber zu wenig bewegen (durch Autofahren, Fernsehen, Computerarbeit, Gelenkerkrankungen usw.), ist die Muskelarbeit sehr stark eingeschränkt, der Knochen wird entlastet und der Knochenabbau dadurch natürlich begünstigt. Es gibt also eine ganz klare Abhängigkeit zwischen der Muskel- und der Knochenmasse.

Neue Untersuchungen zeigen, dass auch hochfrequente Klopfimpulse und Rüttelbewegungen die Muskulatur und die Knochen stärken können und vor allem zur schnelleren Heilung von Knochenbrüchen eingesetzt werden können. Zudem wissen wir auch, dass gerade im Alter eine Vielzahl von Gesundheitsstörungen durch Bewegung und Bewegungsübungen verhindert oder zumindest positiv beeinflusst werden können.

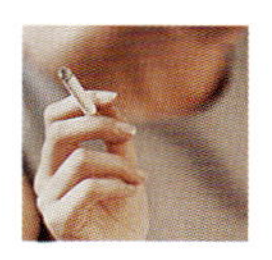

Info

»All zu viel ist ungesund.« Dieser Satz gilt vor allem auch für den Bewegungsapparat. Vor allem bei Langstreckenläufern und Triathleten treten Ermüdungsbrüche auf, da die Knochenumbaueinheiten nicht mehr nachkommen, die vielen kleinen Mikrofrakturen wieder vollständig auszuheilen.

Übermäßige sportliche Aktivität

Besonders Hochleistungssportlerinnen von Ausdauersportarten, wie z. B. Langlauf, haben ein erhöhtes Osteoporoserisiko. Dauertraining, Diät und Gewichtskontrolle verursachen einen geringen Anteil an Körperfett, einen Abfall des Östrogenspiegels und unregelmäßige oder ausbleibende Periodenblutungen (Amenorrhö). Studien haben gezeigt, dass 25 bis 50 Prozent der weiblichen Athleten keine Menstruationsblutung mehr haben, vor allem, wenn das Körperfett unter 18 Prozent abfällt. Die Gefahr von Belastungsbrüchen steigt deutlich. Auch eine amerikanische Studie bestätigte den Zusammenhang zwischen Langlauf, Ernährung, Amenorrhö und Osteoporose.

Untergewicht

Schlanke oder untergewichtige Frauen haben ein hohes Risiko für Knochenbrüche, während übergewichtige Frauen weitgehend vor Osteoporose geschützt sind. Neben der höheren Gewichtsbelastung des Knochens werden fettleibige (adipöse) Frauen vor allem durch die höhere Östrogenproduktion in den vermehrten Fettzellen vor Osteoporose geschützt.

Nach der Menopause werden bei Frauen weiterhin Nebennierenrindenhormone gebildet. Eines davon, das Androstendion, wird im Fettgewebe in Östrogen umgewandelt. Allerdings begünstigt Übergewicht bei einer bereits bestehenden Osteoporose beispielsweise Verformungen der Wirbelsäule, Wirbeleinbrüche und eine stärkere Abnutzung der Gelenke.

Zigarettenrauchen

Rauchen steht in engem Zusammenhang mit Lungenkrebserkrankungen und Herzinfarkt. Die Sucht nach dem Glimmstängel verdoppelt sogar das Osteoporoserisiko. Rauchen ist ein Schlüsselfaktor, der vermieden werden kann und natürlich auch muss, nimmt man seine Gesundheit ernst.

Der genaue Mechanismus ist noch nicht bekannt, aber wahrscheinlich sind es viele chemische Substanzen im Tabak, die zu einem erhöhten Knochenabbau führen. Nikotin hemmt beispielsweise die Östrogenproduktion, fördert den Östrogenabbau in der Leber und bewirkt ein früheres Eintreten der Menopause. Es wäre also am besten, mit dem Rauchen so schnell wie möglich aufzuhören. Auch der Arzt kann dazu einige Tipps und Hilfestellungen geben, um recht einfach und nebenwirkungsfrei von der Nikotinsucht loszukommen.

Falls Sie Raucher sind, stellen Sie sofort und kompromisslos das Rauchen ein, den gefährlichsten Gesundheits- und Knochenräuber! Dies gilt vor allem für junge Frauen, die über die vielen Raucherjahre gesundheitlich besonders schwer geschädigt werden. Die Ausrede »Ich schaffe es nicht!« hat keinen Bestand mehr: Es gibt inzwischen sehr erfolgreiche Entwöhnungsprogramme.

Alkoholismus

Zuerst die gute Nachricht: Mäßiger Alkoholkonsum, wie beispielsweise ein Glas Wein zum Essen, erhöht sogar die Knochendichte. Zu viel Alkohol sowie Alkoholismus (Alkoholsucht) erhöhen das Osteoporoserisiko hingegen ganz erheblich. Ein Grund dafür ist zweifellos die Tatsache, dass Alkoholiker häufig mangelernährt sind und an einem Leberschaden leiden. Ein zu hoher Alkoholkonsum wird auch als wichtige Ursache für die Osteoporose bei Männern angenommen. Versuchen Sie doch einmal, ein Glas Alkohol durch Mineralwasser zu ersetzen.

Bei jungen Männern mit Osteoporose kommen vor allem zwei Ursachen infrage: Nikotinmissbrauch und Testosteronmangel.

Fehlernährung

Unser Körper benötigt während des ganzen Lebens ausreichend Kalzium, Vitamin D sowie andere Mineralien und Vitamine. Bei einer ungenügenden Kalziumzufuhr durch die Nahrung holt sich der Organismus das lebenswichtige Mineral mit Hilfe des Parathormons aus den Knochenspeichern, mit der Konsequenz einer negativen Knochenbilanz über viele Jahre.

Vor allem in der Jugend und während der Schwangerschaft ist es wichtig, den erhöhten Kalziumbedarf für die wachsenden Knochen über die Nahrung auszugleichen. Unausgewogene Schlankheitskuren bzw. Diäten und ein zu hoher Konsum von Fett und Fleisch sowie von Salz und Koffein verursachen eine höhere Kalziumausscheidung und/oder eine geringere Kalziumaufnahme des Organismus.

Eine langjährige depressive Stimmungslage, vor allem mit Tabletteneinnahme, kann ebenfalls Knochenschwund verursachen.

Hormonmangel

Frauen werden durch die Sexualhormone Östrogen und Gestagen vor dem Knochenschwund geschützt. Eine früh einsetzende Menopause ist aber ein wichtiger Risikofaktor, der mit dem Arzt besprochen werden muss, da mit dem Einsetzen der Wechseljahre die Östrogenproduktion herabgesetzt wird. Beim Mann verursacht ein Testosteronmangel Osteoporose und tritt u. a. bei Alko-

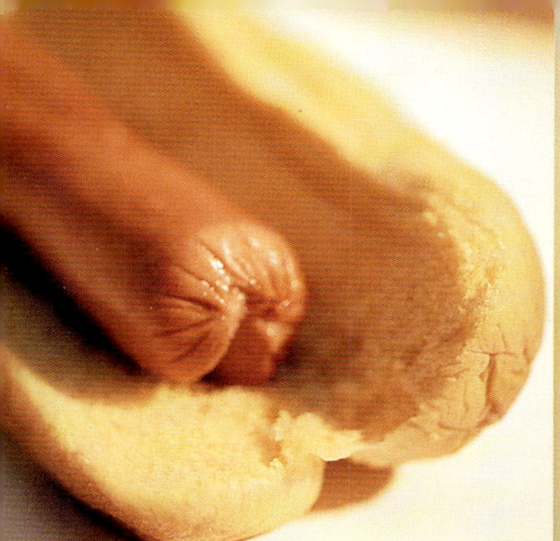

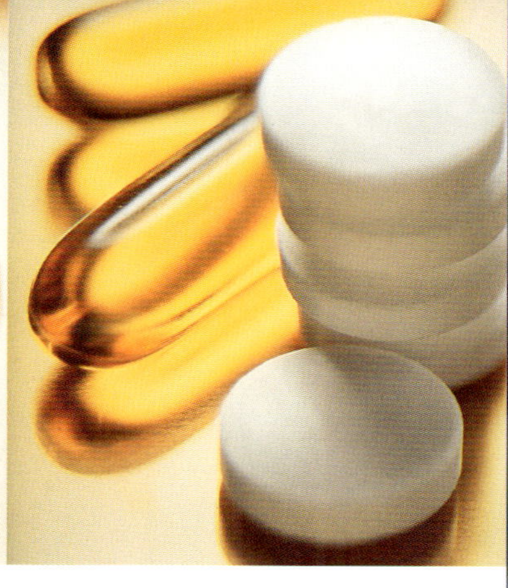

holismus oder Magersucht (Anorexia nervosa) auf. Bei jungen Männern mit unklarer Osteoporose sollte immer der Testosteronspiegel im Blut bestimmt werden, um einen so genannten Hypogonadismus (eine Unterentwicklung oder verminderte Funktion der Geschlechtsdrüsen) frühzeitig zu erkennen. Das fehlende Testosteron kann bei dieser Erkrankung als Medikament in Form eines täglichen Hautpflasters ersetzt werden.

Zu den berüchtigten »Knochenräubern« gehören einseitige Ernährung, bestimmte Medikamente und ein zu hoher Alkoholkonsum.

Medikamente

Bestimmte Medikamente sind »Knochenräuber«. Die wichtigsten Substanzen sind das Kortison und seine Derivate (Glukokortikoide), die man bei einer großen Zahl von Erkrankungen erfolgreich in Form von Tabletten einsetzt: z. B. bei Asthma, Allergien, rheumatischen Erkrankungen, entzündlichen Dünndarmkrankheiten und anderen Immunerkrankungen. Das Problem liegt darin, dass der Knochen umso dünner wird, je länger und je höher dosiert Kortisonpräparate gegeben werden. Patienten, die länger als ein Jahr damit behandelt werden müssen, werden eine Osteoporose mit hohem Knochenbruchrisiko entwickeln. Für einen Arzt bedeutet dies eine absolute Indikation für eine frühe Behandlung mit einem wirkungsvollen Osteoporosemedikament, den Bisphosphonaten. Eine Kortisongabe über wenige Tage oder lokal als Creme, Spray oder Injektion verabreicht stellt aber kein

Jeder Patient, der länger als ein halbes Jahr mit Kortisonpräparaten (Tabletten oder Spritzen) systemisch behandelt wird, hat ein erhebliches Osteoporoserisiko und braucht einen Knochenschutz. Mindestens jährliche DXA-Kontrollmessungen sind angezeigt.

Risiko für Osteoporose dar. Es gibt aber auch eine Krankheit, bei der im Körper vermehrt Kortison produziert wird, das so genannte Cushing-Syndrom, ein Krankheitsbild, das u. a. mit Fettsucht, Vollmondgesicht, Hyperglykämie (erhöhter Zuckergehalt des Bluts) und Polyglobulie (abnorme Vermehrung der roten und weißen Blutkörperchen sowie der Blutplättchen) einhergeht.

Sich genau über Wirkungsweisen informieren

Die Liste weiterer Medikamente, die bei chronischer Anwendung den Knochen schwächen, ist noch lang: Schilddrüsenhormone, Lithium, Medikamente gegen Epilepsie, Heparin und andere Blutverdünner sowie aluminiumhaltige Säureblocker. Falls Sie solche Mittel einnehmen müssen, fragen Sie den Arzt bezüglich der Einwirkung auf den Knochen, und lassen Sie eine Knochendichtemessung als Ausgangswert durchführen. Dies gilt vor allem bei der Einnahme von Kortisonabkömmlingen wie dem Prednison. Heute darf kein Knochen mehr durch eine Kortisongabe brechen! Es gibt dafür die richtigen Medikamente, um dies zu vermeiden. (Weitere Informationen zu »knochenräuberischen« Medikamenten finden Sie im Kapitel »Frühzeitig vorbeugen gegen Osteoporose« ab Seite 42.)

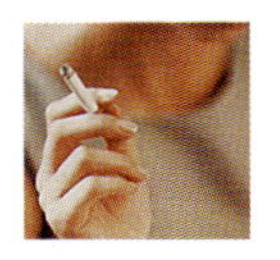

Tipp

Oberschenkelprotektor: Guten Schutz bei einem seitlichen Sturz bieten handflächengroße Kunststoffschalen, die seitlich in die Unterhose eingenäht sind. Sie verteilen die Aufprallenergie flächig und schützen so den Oberschenkel.

Fallneigung und »Stolpersteine« im Umfeld

Nahezu ein Drittel der älteren Menschen fallen wenigstens einmal im Jahr hin, aber nur fünf Prozent davon erleiden dabei einen Knochenbruch. Es ist daher leicht einzusehen, dass vor allem die Art des Fallens darüber entscheidet, ob es zu einem Bruch kommt oder nicht. Bei alten Menschen kommt außerdem erschwerend hinzu, dass der Schutzreflex des Abstützens mit den Armen reduziert ist und dass energieabsorbierendes Weichteilgewebe im Oberschenkelbereich fehlt. Bei einer bestehenden Osteoporose kann das Knochenbruchrisiko durch eine Reihe von gesundheitlichen Störungen und Stolpersteinen im Umfeld des Patienten erhöht werden: durch eine schlaffe Muskulatur, ungeschickte Bewegungen, fehlende oder verzögerte Schutzreaktionen beim Fallen, Aufregung und fahrige Bewegungen, Schwindel, kurze Ohnmachtsanfälle, Müdigkeit (auch medikamentös bedingt), Sehstörungen und Alkoholkonsum. Insbesondere beruhigende, angstlösende, antidepressive und blutdrucksenkende Medikamente und natürlich Schlafmittel verursachen ein höheres Fallrisiko und eine Verringerung des Schutzreflexes beim Fallen. Hinzu kommen – gerade bei älteren Menschen – Stolperfallen in der Wohnung, wie beispielsweise Telefonkabel, Treppen, Teppichkanten, fehlende Haltegriffe oder fehlende rutschfeste Beläge im Bad und ganz besonders eine schlechte Ausleuchtung der Wohnräume.

Aufsteh- und Gehtest: Der Patient steht vom Stuhl auf, geht an eine drei Meter entfernte Wand, berührt sie mit der Hand, geht zurück und setzt sich wieder auf den Stuhl. Dauert dieser Vorgang länger als zehn Sekunden, besteht ein deutlich erhöhtes Knochenbruchrisiko. Koordinationstraining ist angesagt.

Ihr persönliches Risikoprofil

- Leiden oder litten Ihre Eltern oder Ihre Geschwister an Osteoporose?
- Sind Sie untergewichtig?
- Rauchen Sie?
- Trinken Sie viel Alkohol?
- Ernähren Sie sich eher kalziumarm?
- Nehmen Sie knochenräuberische Medikamente ein (z. B. Kortison, Mittel gegen Epilepsie, Heparin, Marcumar® etc.)?
- Haben Sie eine knochenräuberische Krankheit (beispielsweise chronische Polyarthritis, Lungenerkrankungen, Diabetes mellitus)?
- Bewegen Sie sich wenig bzw. treiben Sie keinen Sport?
- Hatten Sie bereits einen Knochenbruch?

Wenn Sie mehr als drei Fragen mit Ja beantwortet haben, ist Ihr Risiko, an Osteoporose zu erkranken, erhöht.

Die Diagnose der Osteoporose

Wie bei vielen anderen Erkrankungen ist auch bei Osteoporose die Früherkennung ausgesprochen wichtig, denn es ist natürlich einfacher, Knochenbrüche zu verhindern, als sie reparieren zu müssen. Die Diagnoseverfahren für Osteoporose sind für den Patienten nicht belastend – und auch nicht teuer.

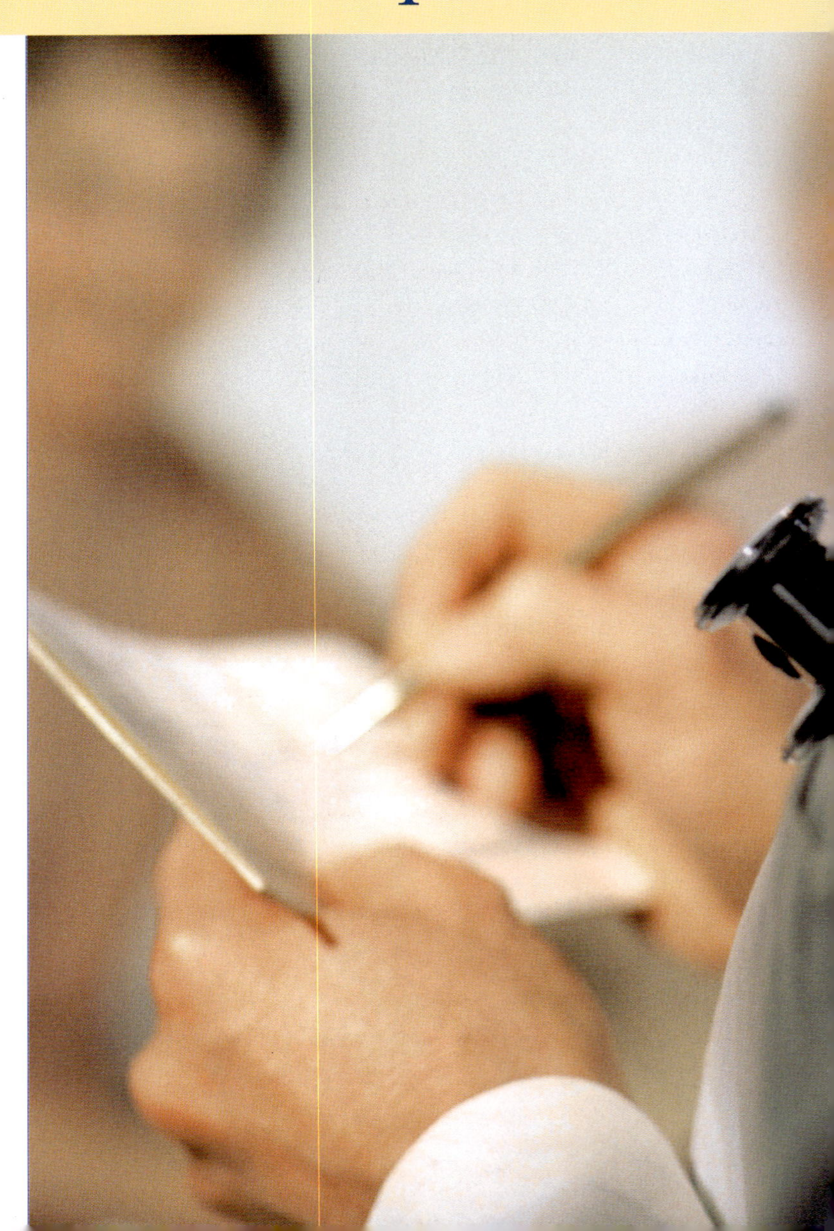

Vorsorge ist entscheidend

So selbstverständlich, wie wir heute eine Krebsvorsorgeuntersuchung durchführen, so wichtig ist es, zuverlässige Informationen über Stärke oder Schwäche der Knochen zu gewinnen – vor allem, wenn Risikofaktoren bekannt sind. Schlüsselfragen, die nach einer Untersuchung zuverlässig beantwortet werden müssen:

- Wie viel Knochenmasse habe ich momentan?
- Wie schnell verliere ich an Knochenmasse?

Wissen ist Macht – dies gilt auch bei Osteoporose, da sie im Frühstadium heilbar ist. Blut- und Urintests oder die Abklärung von Risikofaktoren erlauben nur Prognosen über die Wahrscheinlichkeit, schon an Osteoporose erkrankt zu sein oder später daran zu erkranken, nicht aber, wie stark unsere Knochen gerade sind.

Ein Bagatelltrauma liegt vor, wenn ein Knochenbruch bereits bei einem geringfügigen Stoß auftritt. Diese Brüche bezeichnet man auch als pathologische Frakturen, die immer hinsichtlich ihrer Grundkrankheit abgeklärt werden müssen. Manchmal können sich sogar Knochenmetastasen, eine tumoröse Knochenzerstörung, dahinter verbergen.

Die Knochendichtemessung

Die einzige Möglichkeit, die Diagnose einer Osteoporose möglichst vor dem Auftreten von Knochenbrüchen zu stellen, besteht in der direkten Messung der Knochendichte. Knochendichtemessungen, im Amerikanischen bone mineral density (BMD) tests genannt, bestimmen die Knochendichte an verschiedenen Teilen des Skeletts und erlauben eine Risikoaussage für später auftretende Brüche. Wenn Sie bereits einen Bruch haben, wird diese Messung eingesetzt, um die Diagnose einer Osteoporose zu bestätigen. Die Knochendichtemessung gibt dabei folgende Informationen:

- Sie entdeckt eine Osteoporose noch vor dem Auftreten von Knochenbrüchen.
- Sie sagt das Risiko einer späteren Osteoporose voraus.
- Sie zeigt die Rate des Knochenverlusts (»Progression«) in Kontrollmessungen.
- Sie dokumentiert die Wirksamkeit oder auch Erfolglosigkeit einer Behandlung.

Bei Rücken- oder Kreuzschmerzen sind Röntgenaufnahmen der Lenden- und Brustwirbelsäule in zwei Ebenen nach wie vor eine verbindliche Untersuchung. Damit lassen sich Einbrüche der Wirbelkörper, aber auch schmerzhafte Abnutzungserscheinungen der Wirbelgelenke (Spondylosen) erkennen.

Die zahlreichen DXA-Messdaten des Computers müssen mit dem klinischen Bild und vor allem mit dem Röntgenbild der Lendenwirbelsäule in Einklang gebracht werden. So kann z. B. eine mitgemessene verkalkte Hauptschlagader (»Aortenkalk«) fälschlicherweise eine normale oder sogar erhöhte Knochendichte vortäuschen. Durch die Anwendung der Knochendichtemessung in den Händen kritikloser und unerfahrener Kollegen ist die Methode in den letzten Jahren zu Unrecht angegriffen worden.

Verschiedene Messmethoden

Es gibt verschiedene Möglichkeiten, um den Zustand des Knochengewebes zu messen. Der untersuchende Arzt wird Sie genau beraten, welche Methode für Sie persönlich die sinnvollste ist.

Röntgenaufnahme

Röntgenaufnahmen des Skeletts, z. B. Aufnahmen der Wirbelsäule und der Hüfte, zeigen Verluste an der Knochensubstanz erst, wenn bereits 30 bis 40 Prozent der Knochenmasse verloren gegangen sind. Sie sind daher für eine Frühdiagnose nicht geeignet. Sie sind aber sehr wertvoll darin, bereits abgelaufene und unbemerkt verlaufene Knochenbrüche nach Art und Lage zu entdecken. Gleichzeitig können schmerzhafte Gelenkveränderungen mit abgeklärt werden. Im Rahmen der Basisdiagnostik werden stets Röntgenaufnahmen der Lendenwirbelsäule in zwei Ebenen durchgeführt, um störende Einflüsse für die Knochendichtemessung in diesem Bereich nicht zu übersehen: Verkrümmungen der Wirbelsäule, Gefäß- und Lymphknotenverkalkung, Wirbeleinbrüche, Verkalkungen der Wirbelgelenke sowie der Bandscheiben.

DXA-Methode

Die DXA-Methode, auch DEXA genannt, ist heute die ausgereifteste Messmethode. DEXA steht für »dual energy x-ray absorptiometry«, wobei zwei Energiestrahlen unterschiedlicher Intensität durch bestimmte Skelettregionen hindurchgeschickt werden. Da das Knochengewebe Röntgenstrahlen besonders gut abschwächt, lässt sich aus der Menge der Strahlung, die durch den Knochen gelangt, die Masse des Mineralgehalts des Knochens mittels Computer errechnen. Gemessen wird vor allem die Lendenwirbelsäule von vorne oder von der Seite sowie die Hüfte.
Wichtige Vorteile dieser Methode sind:

- Sie greift kein Organ an und ist auch keinerlei Belastung für den Patienten.

- Sie dauert nur wenige Minuten und ist außerdem recht preiswert (ca. 25 Euro).
- Sie hat eine sehr geringe Strahlenbelastung (nur ein zehntel bis ein hundertstel einer normalen Röntgenaufnahme) und ist daher ideal für jährliche Kontrollmessungen.
- Sie misst die für die Osteoporose empfindlichsten und knochenbruchgefährdeten Skelettstellen (Lendenwirbelsäule und Hüfte).
- Sie misst sehr genau (nur ein Prozent Ungenauigkeit) und ist daher ideal für Kontrollmessungen (dabei sollte allerdings dasselbe Gerät verwendet werden!).

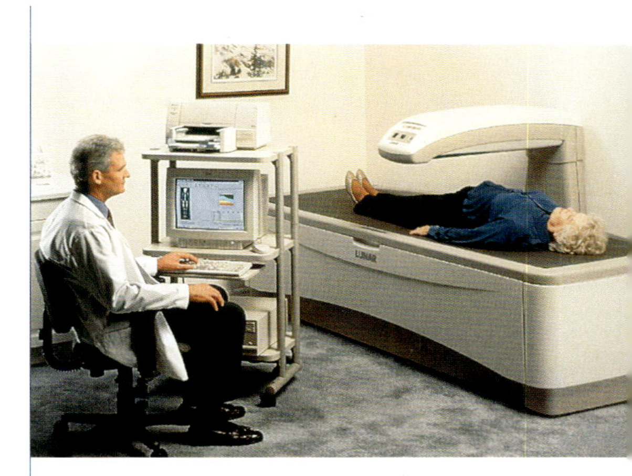

Die DXA-Methode erlaubt eine sehr exakte Knochendichtemessung. Das kostengünstige Verfahren ist besonders für die jährlichen Kontrolluntersuchungen bei an Osteoporose erkrankten Personen geeignet.

Quantitative Computertomografie

Die quantitative Computertomografie (QCT) ist die beste Methode, um einen frühen Verlust an trabekulärem Knochen (siehe Seite 8f.) der Wirbelsäule zu entdecken. Diese Methode dauert ca. 20 Minuten und hat eine höhere Strahlenbelastung als die DXA-Untersuchung, ist also für häufige Kontrollmessungen nicht so gut geeignet. Spezielle kleine Geräte messen an den Fingern und am Handgelenk (PQCT genannt); diese Messergebnisse dürfen aber nicht unkritisch auf das Gesamtskelett übertragen werden. Sie geben nur eine – wenn auch genaue – Aussage über das gemessene Areal. Messungen im Hüftbereich sind mit den üblichen Geräten nicht möglich. Die Zukunft der Computertomografie wird in der direkten Darstellung der Architektur der Knochenbälkchen mittels Hochauflösung liegen.

Die Ultraschallmessung an den Fingern und an der Ferse ist eine einfache Untersuchung, die sich vor allem für die Vorsorge und das »Screening« (Herausfiltern von Risikopatienten) anbietet. Ihre klinische Aussagekraft und Genauigkeit wird derzeit in groß angelegten Studien untersucht.

Ultraschall

Ultraschalltechniken werden bereits mit Erfolg bei vielen Erkrankungen durchgeführt. Bei der Osteoporose wird die Geschwindigkeit und/oder die Ablenkung der Schallwellen im Bereich des

Von einer Messung in der Peripherie (Finger, Unterarm, Ferse) darf niemals automatisch auf das Gesamtskelett geschlossen werden. Damit werden die Patienten häufig unnötigerweise verunsichert und als Knochenbruchrisikoträger angesehen.

Knochens gemessen. Die Methode wird wegen der Einfachheit der Anwendung immer populärer, es muss aber erst noch geklärt werden, was eigentlich gemessen wird und welche Aussagekraft diese Methode hinsichtlich der Vorhersage von Knochenbrüchen hat. Gemessen werden vor allem die Ferse und die Finger.
Die Ultraschallmethode wird sich wegen ihrer einfachen Anwendung als Screening-Methode (Herausfiltern von Risikopatienten) durchsetzen, kann aber noch nicht die DXA-Messung im Bereich der Wirbelsäule und der Hüfte ersetzen.

Welche Knochen sollen gemessen werden?

Ein Grundsatz besagt, dass jede Knochendichtemessung nur eine Aussage über das gemessene Gebiet erlaubt. Man weiß aber, dass sich Osteoporose ganz unterschiedlich in den Skelettanteilen äußern kann. Am frühesten und stärksten betroffen sind in der Regel Skelettareale mit hohem Anteil an trabekulärem, spongiösem Knochen (siehe Seite 8f.), also vor allem Wirbelkörper und Hüfte. Dort ereignen sich die folgenschwersten Knochenbrüche. Wir messen also immer die Lendenwirbelsäule und die Hüfte. An der Wirbelsäule werden vier Lendenwirbelkörper einzeln und gesamt gemessen. Die Messungen der Hüfte setzen sich aus vier Regionen zusammen: Oberschenkelhals, Trochanterregion, Intertrochanterregion und Wardsches Dreieck.

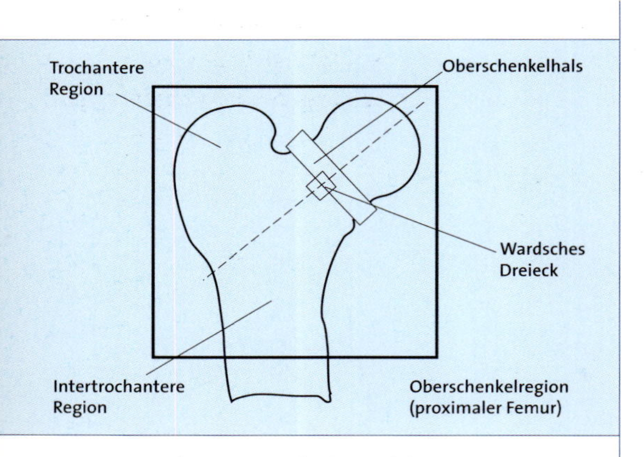

Bei der DXA-Methode wird die Knochendichte im Bereich des oberen, d. h. proximalen Oberschenkelknochens (Femur) gemessen und anschließend ausgewertet. Eine solche Computerauswertung zeigt die Abbildung auf Seite 35.

Werden später Kontrollmessungen durchgeführt, so müssen diese Regionen wieder exakt eingestellt werden. Es empfiehlt sich daher, dass Kontrollmessungen immer mit demselben Gerät und möglichst vom selben Untersucher durchgeführt werden. Falls im Röntgenbild Verkalkungen der Aorta (Hauptschlagader) nachzuweisen sind, empfiehlt es sich, die Lendenwirbelsäule von der Seite zu messen.

Eine regelmäßige Messung ist notwendig

Häufig besuchen mich besorgte Frauen, die mir eine Messung der Finger vorlegen mit der Diagnose einer »schweren Osteoporose mit sehr hohem Knochenbruchrisiko«. Eine DXA-Messung der Lendenwirbelsäule und Hüfte ergibt dann häufig normale Knochenwerte. Dabei handelt es sich nicht um abweichende oder gar falsche Werte, sondern vielmehr um unterschiedliche Dichtewerte in verschiedenen Skelettbereichen. Die Diagnose einer generalisierten Osteoporose darf niemals mit einem einzelnen peripheren Messwert gestellt werden. DXA-Messungen zur Therapiekontrolle müssen immer an derselben Stelle mit demselben Messgerät und in der Regel in jährlichen Abständen durchgeführt werden.

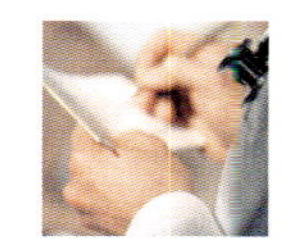

Info

Der Wert der DXA-Messung liegt wegen der Strahlenarmut in der jährlichen Kontrollmessung zur Beurteilung des Therapieerfolgs.

Wer soll zur Knochendichtemessung gehen?

Zurzeit wird die Knochendichtemessung noch nicht für alle Frauen empfohlen. Im Rahmen eines Vorsorgeprogramms ist diese Messung ebenso wichtig wie andere bereits anerkannte Untersuchungen, z. B. EKG, Blutdruckmessung, Urinuntersuchung, Blut im Stuhl, kleines Blutbild, Cholesterin im Blut und Mammografie. Eine Knochendichtemessung ist preiswert, einfach durchzuführen und erleichtert eine spätere Diagnose. Derzeit wird sie nur bei Frauen mit mehreren Risikofaktoren empfohlen, z. B. wenn die Frau in der Postmenopause keine Östrogenersatzbehandlung erhält, früh in die Menopause kommt oder eine Familienvorgeschichte mit Osteoporose vorweist.

Weitere Indikationen für Knochendichtemessungen

- Unklare Abnahme der Körpergröße im Alter
- Unklare Rückenschmerzen, bereits früher aufgetretene Knochenbrüche
- Gelenkerkrankungen mit Bewegungseinschränkung
- Langzeiteinnahme (länger als ein halbes Jahr) von Medikamenten wie Kortison, Marcumar®, Heparin oder Antiepileptika

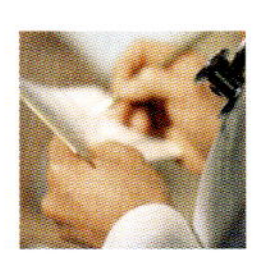

Info

Nach den Richtlinien der WHO (Weltgesundheitsorganisation) wird heute die Osteoporose nach den DXA-Knochendichtewerten in der Lendenwirbelsäule oder der Hüfte definiert. Entscheidend ist der T-Wert:

- >−1 SD: normal
- −1 bis −2,5 SD: Osteopenie (verminderte Knochendichte)
- <−2,5 SD: Osteoporose

- Schilddrüsen- und Epithelkörperchenüberfunktion
- Chemotherapien mit Ausschaltung der Sexualhormone
- Transplantierte Patienten (insbesondere Niere, Leber, Lunge und Herz)
- Niedrige Sexualhormonwerte in jüngeren Jahren
- Chronische Erkrankungen oder Operationen, die Knochenschwund auslösen können, beispielsweise Dünndarmerkrankungen und Magenoperationen

Die Untersuchung

Für den Patienten ist die Knochendichtemessung sehr einfach und unproblematisch. Alle Tests sind absolut schmerzfrei. Man muss weder irgendwelche Tabletten einnehmen noch bekommt man eine Spritze. Auch braucht man für die Untersuchung nicht nüchtern zu sein, und man muss sich noch nicht einmal ausziehen. Man liegt während der Untersuchung auf einem Tisch mit einer weichen Unterlage, und in nur wenigen Minuten wird das jeweilige zu messende Skelettgebiet mit einem Messarm überfahren, der den Körper nicht berührt.

Was die Knochendichtemessung aussagt

Die Knochendichtewerte liegen sofort nach der Messung als Dokument vor und werden in Gramm pro Quadratzentimeter ausgedrückt. Die Weltgesundheitsorganisation (WHO) hat nun diagnostische Kriterien festgelegt, um die Dichtewerte der gemessenen Person mit denen eines normalen jungen Erwachsenen (»maximale Knochendichte«) zu vergleichen. Dieser Vergleich beruht auf der Standardabweichung (SD), ein statistischer Wert, der besagt, wie viel eine Person unter dem Normalwert liegt. Dieser Wert wird von Experten auch als T-Score bezeichnet.
Im Allgemeinen entspricht eine Abnahme der Knochendichte von 10 bis 15 Prozent gegenüber einem normalen jungen Erwachsenen ungefähr 1 SD.

Knochendichtemessung (DXA) der Lendenwirbelsäule (Patientin, Alter 58 Jahre, normale Werte)

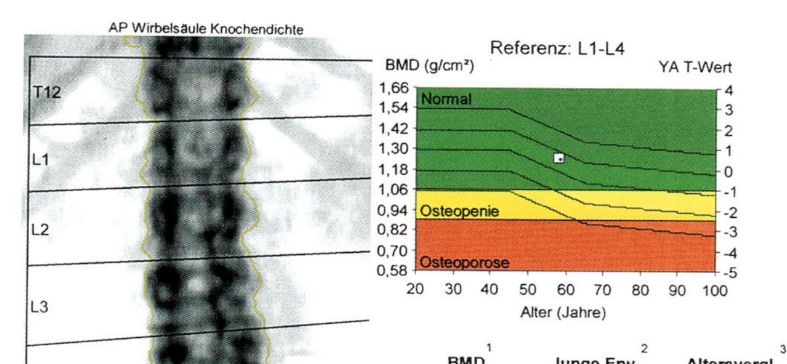

Bereich	BMD[1] (g/cm²)	Junge Erw.[2] T-Wert	Altersvergl.[3] Z-Wert
L1	1,100	-0,2	-0,1
L2	1,208	0,1	0,2
L3	1,311	0,9	1,0
L4	1,337	1,1	1,3
L1-L2	1,159	0,1	0,2
L1-L3	1,215	0,4	0,5
L1-L4	1,252	0,6	0,7
L2-L3	1,261	0,5	0,6
L2-L4	1,290	0,7	0,9
L3-L4	1,325	1,0	1,2

Knochendichtemessung (DXA) der rechten Hüfte (Patientin, Alter 78 Jahre, osteoporotische Werte)

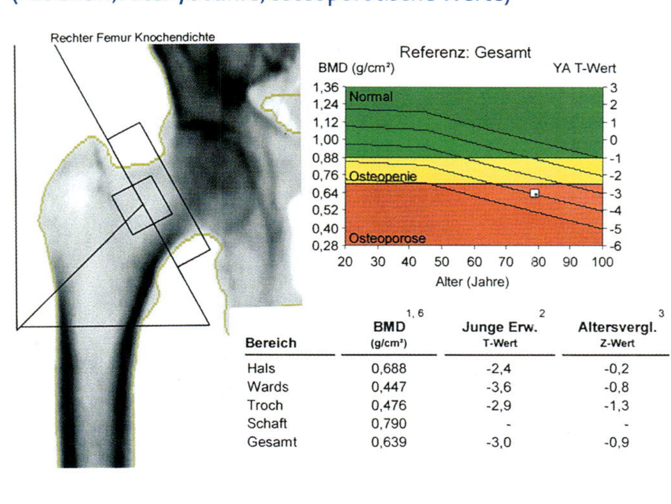

Bereich	BMD[1, 6] (g/cm²)	Junge Erw.[2] T-Wert	Altersvergl.[3] Z-Wert
Hals	0,688	-2,4	-0,2
Wards	0,447	-3,6	-0,8
Troch	0,476	-2,9	-1,3
Schaft	0,790	-	-
Gesamt	0,639	-3,0	-0,9

Erläuterungen zu den beiden Messausdrucken:
AP Wirbelsäule = Wirbelsäule, von vorne aufgenommen
T12 = 12. Brustwirbel
L1–L4 = 1. bis 4. Lendenwirbel
BMD = bone mineral density; Knochendichte in Gramm pro Quadratzentimeter, Messgenauigkeit ein Prozent
Junge Erw. = Referenzbevölkerung in Deutschland, Alter 20 bis 40 Jahre
T-Wert = Vergleich der Patientin mit jungen Erwachsenen, angegeben als Standardabweichung (SD)
Altersvergl. = Übereinstimmung nach Alter, Gewicht und Ethnik
Z-Wert = Vergleich der Patientin mit altersentsprechenden Erwachsenen
Femur = Oberschenkel
Kleines weißes Quadrat mit Punkt = Knochendichte der gemessenen Patientinnen

Wann eine Therapie notwendig ist

- Die WHO hat festgelegt, dass eine Knochendichtemessung mit mehr als 2,5 SD (–2,5 SD), also ca. 20 bis 35 Prozent Abnahme der Knochenmasse, unterhalb dem Normalwert eines jungen Erwachsenen die Diagnose einer therapiebedürftigen Osteoporose bedeutet.
- Sind darüber hinaus Frakturen (Knochenbrüche) bekannt, spricht man von schwerer, manifester Osteoporose.
- Der T-Score (siehe Seite 34) legt die Diagnose fest, während der ebenfalls gemessene Z-Score zwar nicht für die Diagnose verwendet wird, aber den Vergleich mit »Normalpersonen« im gleichen Alter und mit dem gleichen Geschlecht erlaubt.

Warnsignal Osteopenie

Dichtewerte zwischen 1 und 2,5 SD unterhalb der Norm (also –1 und –2,5 SD) werden als Osteopenie bezeichnet. Osteopenie bedeutet verminderte Knochendichte, aber noch ohne klinische Erkennbarkeit. Diese Personen sind nicht krank, sollten aber einem weiteren Knochenschwund vorbeugen.

Osteoporose wird heute einheitlich nach dem messbaren Knochenmineralgehalt und dem klinischen Bild (Knochenbrüche) in Schweregrade eingeteilt (nach H. W. Minne).

Einteilung der Osteoporose

Schweregrad 0

Knochenmineralgehalt niedrig (T-Score zwischen –1 und –2,5 SD), keine Knochenbrüche. Dieser Bereich der Knochendichte wird als Osteopenie oder auch als borderline osteoporosis bezeichnet. Bei betroffenen Patienten können entsprechende Behandlungsmaßnahmen in aller Ruhe begonnen und über regelmäßige Kontrollmessungen der Knochendichte angepasst werden.
In der Regel liegen zwischen dieser Risikostufe der Osteoporose und dem möglichen Auftreten von ersten Knochenbrüche mehrere Jahre.

Schweregrad 1

Knochenmineralgehalt in einer Messung deutlich erniedrigt (T-Score unter –2,5 SD), aber noch keine Knochenbrüche. Dieser Bereich der Knochendichte wird definitionsgemäß als messtechnische Osteoporose bezeichnet. Erste Knochenbrüche können jetzt schon bei geringen Anlässen erfolgen. Es steht keine Zeit mehr zur Verfügung, fraglich wirksame Therapieansätze zu versuchen. Bisphosphonate sind bereits das Medikament erster Wahl.

Die Einteilung der Osteoporose in Schweregrade erlaubt die Anwendung eines Stufenplans in der Behandlung:
- Schritte 1–3: Basistherapie
- Schritte 2–3: Option der Hormontherapie
- Schritt 3: Bisphosphonattherapie, der »Therapiejoker«

Schweregrad 2

Knochenmineralgehalt deutlich erniedrigt (T-Score unter –2,5 SD), erste Wirbelkörperbrüche oder Einbrüche. Das Risiko weiterer Knochenbrüche hat sich vervielfacht. Eine sofort eingeleitete konsequente und medikamentöse Behandlung wird etwa zwei Jahre in Anspruch nehmen, bis das Risiko wieder deutlich abgesenkt ist. Schmerztherapie und Rehabilitationsmaßnahmen nehmen an Bedeutung zu.

Schweregrad 3

Knochenmineralgehalt deutlich erniedrigt (T-Score unter–2,5 SD), mehrere Knochenbrüche. Jetzt sind nicht nur Wirbelkörper eingebrochen, sondern auch andere Teile des Skeletts wie Oberschenkelhals oder Unterarm betroffen (»extravertebrale Frakturen«). Schmerztherapie und Rehabilitation sind wesentlich. Eine medikamentöse Behandlung ist immer noch sinnvoll, um wenigstens das Fortschreiten des Knochenschwunds zu begrenzen.

Die häufigste Knochenkrankheit

Betrachtet man den chronischen Verlauf der Osteoporose, so gleicht er dem anderer Volkskrankheiten wie Diabetes mellitus, Bluthochdruck und Fettstoffwechselstörungen. Auch die »Zuckerkrankheit« beginnt schleichend, und der erhöhte Blutzucker verursacht keine spezifischen Beschwerden. Die schwere Beeinträchtigung erlebt der Zuckerkranke erst mit den Spätkomplikationen wie Erblinden, Herzinfarkt, Nierenschäden und Gefäßverschlüssen. Patienten mit Bluthochdruck sind ebenfalls lange beschwerdefrei, bis sie nach vielen Jahren z. B. einen Schlaganfall erleiden und sich ihr Leben dadurch völlig verändert. Auch erhöhte Fette im Blut bleiben lange unerkannt, bis ein Herzinfarkt auftritt. Bei all diesen Krankheiten sind ein frühes Erkennen des Risikos und eine konsequente Umstellung des Lebensstils enorm wichtig.

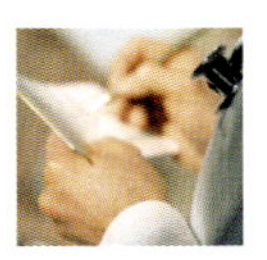

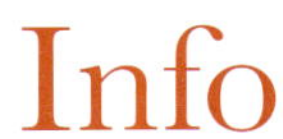

Auch Zahnausfall und Kieferschwund können Frühsymptome einer Osteoporose sein.

Rückenschmerzen und Abnahme der Körpergröße

Ein »Zähnezusammenbeißen« bei akuten Rückenschmerzen nützt wenig, es kann sogar gefährlich sein. Bei allen anhaltenden und zunehmenden Rückenbeschwerden sollte daher unbedingt ein Arzt aufgesucht werden. Jeder akute und chronische Rücken- oder Kreuzschmerz bedarf einer sorgfältigen Abklärung. Eine Röntgenaufnahme der Wirbelsäule lässt einen Wirbeleinbruch oder Abnutzungen der Wirbelgelenke (Spondylarthrose) erkennen. Je nach Beschwerdebild und Untersuchungsbefund kann sogar die Durchführung einer teuren Computer- oder Magnetresonanztomografie zur sicheren Abklärung nötig sein. Es können sich oft nur Muskelverspannungen, manchmal aber auch schwere Erkrankungen wie Wirbeleinbruch, Bandscheibenvorfall, Tumorwachstum und sogar ein Herzinfarkt dahinter verbergen.

Fehlende Festigkeit der Knochen

Bei der Osteoporose wird der akute Schmerz durch einen Einbruch oder gar Bruch eines Wirbelkörpers verursacht. Die Patienten geben nicht selten an, sogar ein Geräusch des Brechens oder Knackens im Rücken gehört zu haben, verbunden mit einem einschießenden, stechenden Schmerz im Rücken. Demgegenüber beruht der chronische Osteoporoseschmerz vor allem auf einer Fehlstatik des Achsenskeletts durch Über- und Fehlbelastung von

Muskulatur, Sehnen, Bändern und Gelenken. Das Zusammenbrechen der Wirbelkörper führt zur erheblichen Größenabnahme der Patienten. Durch Rumpfverkürzung kann der untere Rippenbogen sogar den Beckenkamm berühren. Dabei kommt es zu charakteristischen Hautfalten vom Rücken zu den Flanken (»Tannenbaumphänomen«) sowie zur Vorwölbung des Bauchs (»Osteoporosebäuchlein«). Der Körperschwerpunkt liegt weiter vorne, der Gang ist unsicher, langsam und in kleinen Schritten, um stärkere Erschütterungen der Wirbelsäule zu vermeiden. Mit der Gangunsicherheit ist ein erhöhtes Fall- und Knochenbruchrisiko verbunden. Der keilförmige Einbruch der Brustwirbel führt zum typischen Rundrücken (»Witwen-« bzw. »Witwerbuckel«). Es gibt aber noch drei andere Ursachen, kleiner zu werden, die nichts mit Osteoporose zu tun haben, wie eine schlechte Körperhaltung, ein Bandscheibenschaden oder eine Muskelschwäche.

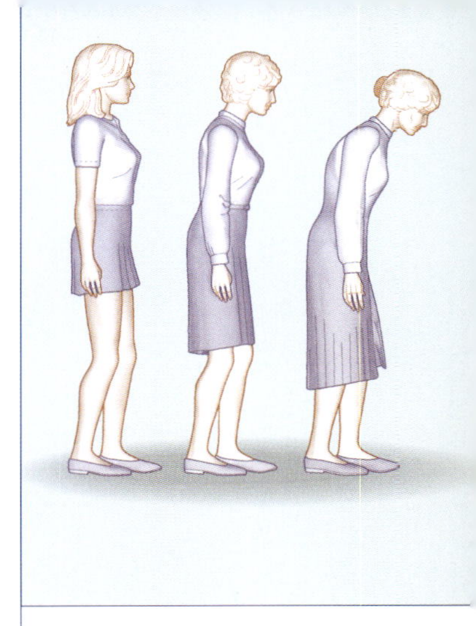

Bei der Osteoporose kann es zu keilförmigen Einbrüchen der Wirbelkörper kommen. Ist davon die Brustwirbelsäule betroffen, neigt sie sich nach vorne, und es entwickelt sich der so genannte Witwenbuckel – er kann natürlich auch bei Männern vorkommen und heißt dann entsprechend Witwerbuckel.

»Knochenmarker« und andere Tests

Wird alter Knochen abgebaut und neuer Knochen gebildet, so entstehen Abbauprodukte, die in das Blut und schließlich in den Urin abgegeben werden. Die Abbauprodukte, insbesondere die des Kollagens, werden auch Knochenmarker genannt. Es gibt heute Blut- und Urintests, um diese Produkte nachzuweisen und Aussagen über die Geschwindigkeit des Knochenumbaus zu treffen. Damit kann auch die Einnahmetreue und das Ansprechen der Therapie beurteilt werden. Diese Tests erlauben aber nicht die Diagnosestellung einer Osteoporose und können auch keinesfalls die Knochendichtemessung ersetzen.

Neben der Wirbelsäulenverkrümmung kommt es beim Witwen- bzw. Witwerbuckel zu einer deutlichen Abnahme der Körpergröße (mehr als vier Zentimeter) und einer Verschiebung des Körperschwerpunkts nach vorne. Unsicherer Gang und Fallneigung sind die Folgen.

Blut und Urin liefern aussagefähige Werte

Parameter der Knochenneubildung sind vor allem die alkalische Knochenphosphatase, das Osteokalzin und das Osteonektin. Als Parameter des Knochenabbaus dienen vor allem Kollagenquervernetzungsprodukte (»Cross-links«), die in das Blut freigesetzt und mit dem Urin ausgeschieden werden: Desoxypyridinolin, Cross-link-Telopeptide und ß-Cross-laps. Der Urinmarker Hydroxyprolin sollte nicht mehr verwendet werden, da heute knochenspezifischere Mittel zur Verfügung stehen.

Bei der ursächlichen Abklärung der Osteoporose sind einige wenige und preiswerte Untersuchungen des Bluts und Urins wichtig: Blutkörperchensenkung, kleines Blutbild, Kalzium, Phosphat, alkalische Phosphatase und Nierenfunktionswerte. In Sonderfällen werden im Blut noch Vitamin D, Parathormon, Schilddrüsen- und Sexualhormone gemessen, um zugrunde liegende Ursachen (sekundäre Osteoporose) und andere Knochenkrankheiten von der Osteoporose ohne nachweisbare Grundkrankheit (primäre Osteoporose) abzugrenzen.

Knochenmarker beschreiben die Dynamik des Knochenumbaus und werden vor allem zur Beurteilung des Therapieerfolgs (»Monitoring«) eingesetzt.

Sekundäre Osteoporosen

Jede endgültige Diagnose einer als »postmenopausal« oder »senil« eingestuften primären Osteoporose beinhaltet den Ausschluss einer sekundären Osteoporose. Die Bezeichnung »sekundär« umschreibt eine bestimmte Grundkrankheit, die zum Knochenschwund führt und einer ursächlichen Behandlung bedarf. Nach der Literatur stellen sich zehn Prozent aller weiblichen und 50 Prozent aller männlichen Osteoporosefälle als sekundär heraus. Eine sorgfältige Befragung und Untersuchung ist daher nötig, um wichtige Grundkrankheiten zu entdecken und eine sofortige Behandlung einzuleiten. Oft verstecken sich bösartige, entzündliche, angeborene, infektiöse, medikamentöse, hämatologische (Blutkrankheit) oder nephrologische (Nierenkrankheit) Erkrankungen hinter einem auffälligen Knochenschwund.

So werden z. B. angeborene Knochenkrankheiten wie die Glasknochenkrankheit (Osteogenesis imperfecta) mit einer primären Osteoporose verwechselt, obwohl die Diagnosestellung in der

Regel sehr einfach ist: eine typische Familiengeschichte und Nachweis blauer Skleren (blaue Lederhaut der Augen). Größte Bedeutung kommen den endokrin bedingten Osteoporosen zu, unter denen nicht selten die symptomarme Schilddrüsenüberfunktion (Hyperthyreose) älterer Patienten übersehen wird. Knochenmetastasen und bösartige Blutkrankheiten wie Leukämie, Plasmozytom und Lymphom können ebenfalls eine Osteoporose verursachen und mit einfachen Blutuntersuchungen entdeckt werden.
Auch die Verwechslung der Osteomalazie, bei Kindern als Rachitis (mangelhafte Verkalkung des Knochengewebes) bezeichnet, mit einer Osteoporose ist folgenschwer, da die Osteomalazie nur mit Vitamin-D-Gaben heilbar ist. Bei älteren Patienten beobachtet man häufig ein Mischbild von Osteoporose und Osteomalazie (Osteoporomalazie), so dass sich eine systematische Vitamin-D-Gabe im Alter bewährt hat.

Hinter jeder unklaren Osteoporose können sich unterschiedliche Grundkrankheiten verstecken. Häufig gehen diese von Nieren, Leber, Lunge, Herz oder Blutbildung aus. Um diese Grundkrankheiten zu erkennen, sind Patientenbefragung, körperliche Untersuchung und wenige Blutuntersuchungen nötig. Immer muss auch eine bösartige Krankheit ausgeschlossen werden. Dazu ist oft die Knochenbiopsie als letzter diagnostischer Schritt nötig.

Wann ist eine Knochenbiopsie nötig?

Über 90 Prozent aller Osteoporosepatienten können mit der Knochendichtemessung und wenigen einfachen Untersuchungsmethoden diagnostiziert werden. Es gibt aber immer noch einige Situationen, bei denen eine direkte mikroskopische Untersuchung des Knochengewebes zur Diagnosestellung nötig ist. Dies gilt für alle ungewöhnlich verlaufenden Osteoporosen und insbesondere bei jungen Patienten.
Sobald eine zugrunde liegende Knochenmarkerkrankung oder ein bösartiger metastasierender Prozess vermutet wird, ist eine Knochenbiopsie ganz klar indiziert und liefert oft eine überraschende Diagnose. Die Gewebeprobe wird hierzu ambulant mittels einer dünnen Nadel vom hinteren Beckenkamm entnommen, und der Eingriff ist komplikationslos durchzuführen. Für den bloßen Nachweis eines Knochenschwunds ist jedoch eine Knochenbiopsie heute nicht mehr nötig.

Frühzeitig vorbeugen gegen Osteoporose

Osteoporose ist heute vermeidbar und im frühen Stadium sogar heilbar. Wenn sich in der Knochendichtemessung keine Osteoporose zeigt und wenn keine nennenswerten Risikofaktoren vorliegen, bietet sich das folgende Vorsorgeprogramm gegen Osteoporose an. Wichtig ist allerdings, dass Sie sofort mit dem Programm beginnen und konsequent dabeibleiben.

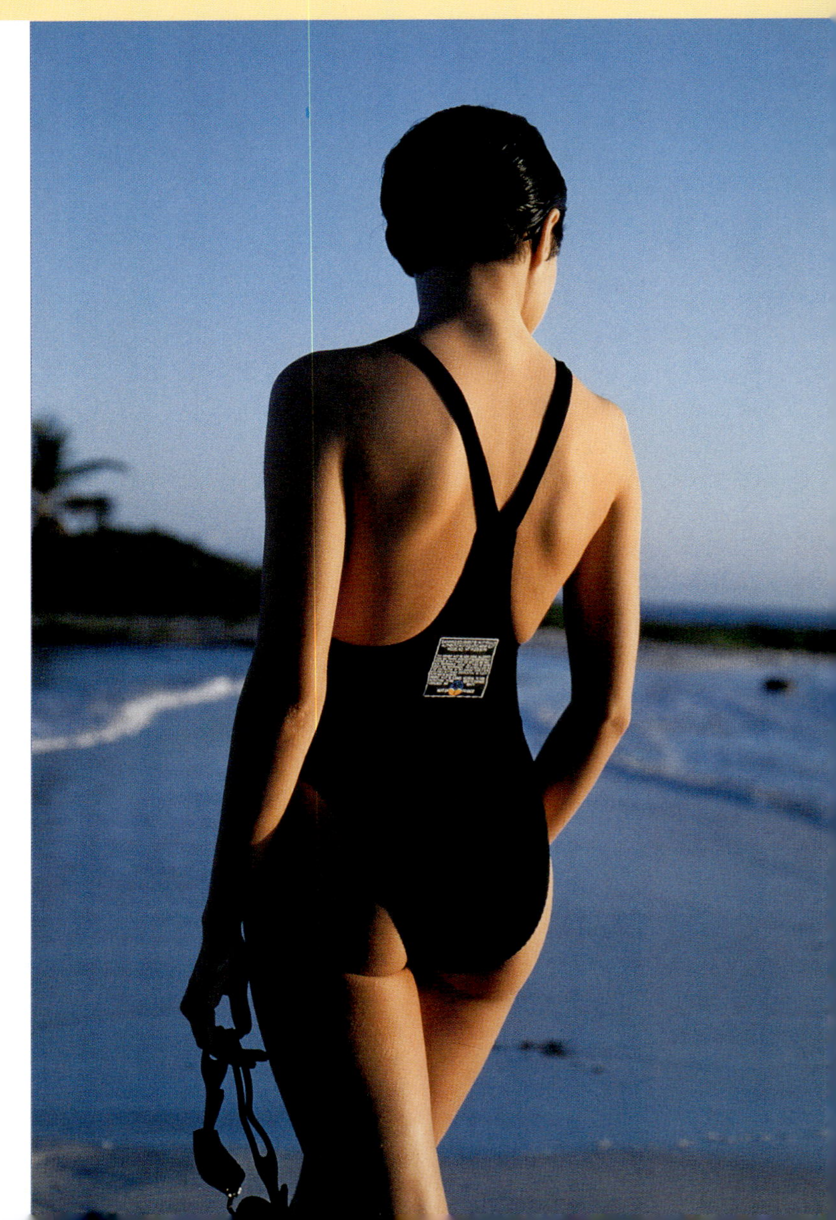

Effektiver Schutz für gesunde Knochen

Kalzium ist das wichtigste Mineral zur Vermeidung und zur Behandlung der Osteoporose. Ein Erwachsener hat mehr als ein Kilogramm Kalzium im Körper, wovon sich 99 Prozent im Skelett und in den Zähnen befinden.

Eine umfangreiche Aufklärung der Bevölkerung und konsequente Vorsorge gegen Osteoporose würden unser Gesundheitssystem finanziell extrem entlasten. Ein erfolgreiches Vorsorgeprogramm bedeutet aber auch, dass wir bereit sein müssen, unseren Lebensstil zu überdenken und zu ändern.

Kalziumreiche Ernährung

Die Prävention der Osteoporose beginnt schon in der Kindheit mit dem Aufbau des Skeletts. Kalziumreiche Kost liefert dabei das Baumaterial, um bis zum 25. Lebensjahr das Erwachsenenskelett mit der möglichst maximalen Knochendichte zu vollenden. Kinder und Jugendliche brauchen daher je nach Körpergewicht bis zu viermal mehr Kalzium als Erwachsene. Je nach Altersstufe sollen 500 bis 1500 Milligramm Kalzium pro Tag zugeführt werden. Auch bei gewichtsbewussten Jugendlichen wird dieses Ziel mit kalziumreicher, fettarmer Ernährung, wie beispielsweise mit fettarmer Milch, fettarmem Käse, Joghurt, kalziumangereicherten Säften und Brotarten, durchaus erreicht. Bedenken Sie: Je stabiler unsere Knochen im jugendlichen Alter angelegt werden, desto länger profitieren wir davon im Alter.

Auch nach der Menopause ist es durchaus noch nicht zu spät, mit einer knochenbewussten Ernährung zu beginnen, obwohl gerade in dieser Übergangszeit mit dem Abfall des Östrogenspiegels ein dramatischer Knochenschwund mit Knochenbrüchen auftreten kann. Wissenschaftliche Studien haben gezeigt, dass 80 Prozent aller Frauen nach der Menopause mit durchschnittlich 800 Milligramm pro Tag zu wenig Kalzium über die Nahrung zuführen. 1500 Milligramm Kalzium täglich sollten in dieser Phase des erhöhten Knochenabbaus angestrebt werden.

Muttermilch weist eine für das Neugeborene ideale Mineralienzusammensetzung auf. Die Säuglingsmilchpräparate im Handel sind der Muttermilch angepasst.

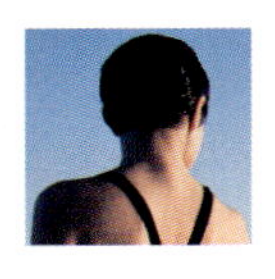

Tipp

Die »Top Ten« der kalziumreichen Gemüsesorten:

- Artischocken
- Brokkoli
- Rosenkohl
- Grünkohl
- Karotten
- Sellerie
- Bohnen
- Gartenkresse
- Petersilienblätter
- Lauch

Die empfohlene tägliche Kalziumaufnahme

Säuglinge

- Bis sechs Monate: 210 Milligramm pro Tag
- Sechs bis zwölf Monate: 270 Milligramm pro Tag

Kinder und Jugendliche

- Ein bis drei Jahre: 500 Milligramm pro Tag
- Vier bis acht Jahre: 800 Milligramm pro Tag
- 9 bis 18 Jahre: 1500 Milligramm pro Tag

Erwachsene

- 19 bis 50 Jahre: 1200 Milligramm pro Tag
- 51 Jahre und älter: 1500 Milligramm pro Tag

Schwangere und stillende Frauen

- 14 bis 18 Jahre: 1500 Milligramm pro Tag
- 19 bis 50 Jahre: 1400 Milligramm pro Tag

Wertvolle Kalziumlieferanten

Eine ausreichende Kalziumversorgung ist vor allem mit Milch und Milchprodukten (Käse, Joghurt, Quark) möglich. Besonders kalziumreich sind Milch und Hartkäse. Die Laktose in der Milch sorgt zusätzlich für eine bessere Aufnahme des Kalziums.

Eine zusätzliche gute Kalziumquelle sind frisches grünes Gemüse, Obst und Getreideprodukte, vor allem aus Vollkorn. Bei Patienten mit Milchallergie bieten sich besonders Fruchtsäfte an, die mit Kalzium angereichert wurden. Die Fruchtsäure in den Säften steigert die Kalziumresorption darüber hinaus auf bis zu 40 Prozent, gegenüber 30 Prozent bei Milchprodukten. Der Zusatz von Vitamin D erhöht nochmals die Aufnahme von Kalzium über den Darm. Ein Mineralwasser mit hohem Kalziumgehalt trägt ebenfalls zu einer positiven Kalziumbilanz im Organismus bei. Die Kalziumwerte können im Wasser allerdings sehr unterschiedlich sein und reichen von etwa 10 bis 650 Milligramm pro Liter Mineralwasser. Achten Sie daher genau auf die Angaben des jeweiligen Flaschenetiketts.

Bei allen Lebensmitteln ist aber zu beachten, dass bestimmte »Knochenräuber« wie die Oxalsäure in manchen Gemüsesorten, das Koffein sowie ein hoher Anteil von Zucker, Salz, Phosphat, Fett und Eiweiß die Aufnahme von Kalzium im Organismus dramatisch behindern können.

Ausreichende Kalziumaufnahme ist die Basis jeder Osteoporosebehandlung. In der Regel ist dies mit entsprechender kalziumreicher Ernährung möglich. Eine Hilfe können auch kalziumreiche Mineralwässer oder Kalziumtabletten sein.

Ihr persönlicher Kalzium-Check-up

	Ja	Nein
Sind Sie allergisch auf Milchprodukte?	❑	❑
Meiden Sie Milch oder Käse zu den Mahlzeiten?	❑	❑
Haben Sie in der Jugend Milchprodukte abgelehnt?	❑	❑
Nehmen Sie Ihre Kalziumbrausetablette auf einmal?	❑	❑
Führen Sie eine Schlankheitsdiät ohne Milch durch?	❑	❑
Sind Sie der Meinung, dass Sie keine Kalziumzufuhr brauchen?	❑	❑
Trinken Sie mehr als zwei Tassen Kaffee täglich?	❑	❑
Essen Sie fett- und eiweißreich?	❑	❑
Nehmen Sie zum Kalzium- auch ein Eisenpräparat?	❑	❑
Trinken Sie täglich mehr als zwei Dosen eines Colagetränks?	❑	❑
Konsumieren Sie täglich mehr als zwei alkoholische Getränke?	❑	❑

Auswertung

Wenn Sie drei Fragen mit Ja beantworten, haben Sie ein erhöhtes Osteoporoserisiko, bei fünf Ja-Antworten liegt ein stark erhöhtes und kontrollbedürftiges Risiko vor.

Die immer häufiger zu hörenden Vorbehalte gegen Milch sind wissenschaftlich nicht belegt. Wer allerdings auf Kalorien achten muss, kann fettarme Milch trinken.

Das beeinflusst die Kalziumaufnahme

Positiv	Negativ
Vitamine A, C, D	Alter, Menopause
Bestimmte Spurenelemente	Oxalatreiche Kost
Etwas Eiweiß	Zu viel Eiweiß
Fettarme Lebensmittel	Fett- und phosphatreiche Kost
Laktose (Milchzucker)	Dünndarmerkrankungen
Magensäure	Wenig/fehlende Magensäure
Aminosäuren	Körperlicher/psychischer Stress
Körperliche Aktivität	Körperliche Inaktivität

Auch andere Mineralien und Spurenelemente sind wichtig für einen gesunden Knochen: Magnesium, Mangan, Bor, Kupfer, Zink, Selen und Silizium. Es reicht jedoch aus, Mangelzustände zu vermeiden oder auszugleichen.

Nahrungsergänzungsmittel mit Kalzium – sinnvoll oder nicht?

Eine zusätzliche Zufuhr in Form von Kalziumtabletten zur Osteoporosebehandlung oder -vorbeugung sollte immer nur in Absprache mit dem behandelnden Arzt erfolgen. Interessant bei der Einnahme von Kalziumtabletten ist, dass nur ein Teil der Kalziummenge in den Tabletten vom Organismus aufgenommen wird. Bei der Verwendung von 500 Milligramm Kalziumkarbonat werden z. B. nur 200 Milligramm Kalzium aufgenommen.

Die beste Resorption wird dabei mit Kalziumzitrat erzielt, da diese Verbindung keine Magensäure benötigt. Außerdem schützt es gegen die Bildung von Nierensteinen und beeinträchtigt nicht die Eisenaufnahme.

Kalziumanteil in häufig verwendeten Kalziumsalzen

Die folgenden Angaben zeigen Ihnen den Kalziumgehalt von Kalziumpräparaten (bezogen auf 1000 Milligramm des jeweiligen Kalziumsalzes):

- Kalziumkarbonat: 400 Milligramm Kalzium (40 Prozent)
- Kalziumphosphat: 388 Milligramm Kalzium (39 Prozent)
- Kalziumzitrat: 241 Milligramm Kalzium (24 Prozent)
- Kalziumlaktat: 184 Milligramm Kalzium (18 Prozent)
- Kalziumglukonat: 93 Milligramm Kalzium (9 Prozent)

Tipps zur effektiven Kalziumeinnahme

- Kalzium wird idealerweise mit der Nahrung aufgenommen. Vor allem Laktose (Milchzucker) in der Milch, Vitamin C sowie eine geringe Menge an Fett und Eiweiß in der Nahrung fördern die Kalziumaufnahme über den Darm.
- Vermeiden Sie die gleichzeitige Einnahme von isolierten Ballaststoffen (beispielsweise Vollkornprodukte, Hülsenfrüchte, Obst, Nüsse, Kräuter und verschiedene – oftmals getrocknete – Pilzsorten), da diese die Kalziumresorption hemmen.
- Wenn Sie ein Kalziumpräparat wählen, dann möglichst eines, das als Kalziumsalz das oben erwähnte Kalziumzitrat enthält. Es kann am besten vom Organismus aufgenommen werden.
- Verteilen Sie die Kalziummenge über den Tag auf mehrere Einzelgaben, und nehmen Sie als Einzeldosis nicht mehr als 500 Milligramm ein. Eine Kalziumgabe vor dem Zubettgehen verhindert den Knochenschwund in der Nacht.
- Nehmen Sie kein Kalziumpräparat zusammen mit fettreichen Nahrungsmitteln ein.
- Achten Sie darauf, dass Sie Kalzium nicht mit einem Eisenpräparat oder stark eisenhaltigen Lebensmitteln kombinieren. Diese beiden Substanzen gehen eine unlösliche Verbindung ein; sie kann vom Körper nicht mehr aufgenommen werden.

Vertragen Sie Milchprodukte schlecht, oder haben Sie sogar eine so genannte Milchallergie, so stehen Ihnen kalziumangereicherte Obstsäfte oder Nahrungsstoffe, die die Kalziumresorption fördern, zur Verfügung.

Ein Hinweis für alle Eltern

Informieren Sie Ihre Kinder über die Bedeutung des Kapitals Knochenmasse, die so genannte peak bone mass, die Spitzenknochenmasse, die bereits in der Kindheit und Jugend aufgebaut wird (siehe Seite 11ff.). Stellen Sie eine ausreichende Kalziumzufuhr für Ihre Kinder sicher, da starker Knochen vor allem in der Wachstumsphase gebildet wird. Achten Sie darauf, dass Ihre Kinder ausreichend Milch und Milchprodukte (z. B. Joghurt, Quark und Käse) sowie grüne Blattgemüse (z. B. Grünkohl, Spinat) und frische Kräuter (z. B. Basilikum, Dill und Petersilie) zu sich nehmen.

Vitamin D ist eigentlich ein Hormon und wirkt auch außerhalb des Knochens:

- Es beugt Brust- und Darmkrebs vor.
- Es stärkt die Muskulatur.
- Es verbessert die Koordination.
- Es senkt einen hohen Blutdruck.
- Es stärkt das Immunsystem.

Vitaminreiche Ernährung

Vitamin D – für die Kalziumaufnahme unabdingbar

Die Zugabe von Vitamin D erhöht den Aufbau stabiler Knochen durch die bessere Aufnahme von Kalzium und Phosphat aus dem Darm und durch die bessere Reifung und Mineralisation der Knochengrundsubstanz. 400 bis 800 I. E. (internationale Einheiten) werden täglich für einen gesunden Knochen gebraucht. Ein tägliches Sonnenbad von etwa 15 Minuten wäre nötig, um diese Vitaminmenge selbst produzieren zu können. Die heutigen Lebensverhältnisse sowie die Angst vor Hautkrebs schließen die Eigenversorgung mit Vitamin D (fast) aus. Hinzu kommt, dass im Alter die Umsetzung des Sonnenlichts in Vitamin D gegenüber der Situation in der Jugend um die Hälfte nachlässt. Eine tägliche Zufuhr von 800 bis 1000 I. E. Vitamin D als Tablette zum Essen ist daher sinnvoll.

Weitere »knochenfreundliche« Vitamine

Doch auch andere Vitamine sind für einen gesunden Knochen wichtig. Vitamin C wird für die Reifung des Kollagens benötigt, stimuliert die knochenaufbauenden Zellen und begünstigt die Kalziumresorption. 60 Milligramm Vitamin C ist die Mindestmenge pro Tag; idealerweise sollte ein Gramm des Vitamins zugeführt werden. Vitamin A ist ein fettlösliches Vitamin und beeinflusst die Entwicklung der Knochenzellen. 5000 I. E. Vitamin A werden täglich empfohlen. Vitamin K ist uns in seiner Bedeutung bei der Blutgerinnung bekannt, es spielt jedoch auch eine wesentliche Rolle in der Synthese des Osteokalzins, einem Baustein der Knochengrundsubstanz. Vitamin K vermittelt das Anheften des Kalziums an die Knochenmatrix. Auch bei der Knochenbruchheilung ist dieses Vitamin nötig und sollte in einer Menge von rund 200 Mikrogramm täglich zugeführt werden. Vitamin B12 und Folsäure spielen ebenso eine sehr wichtige Rolle für gesunde Knochen.

Knochen wollen gefordert werden, damit sie gesund bleiben: Beispielsweise Radfahren ist hierfür ein idealer Sport.

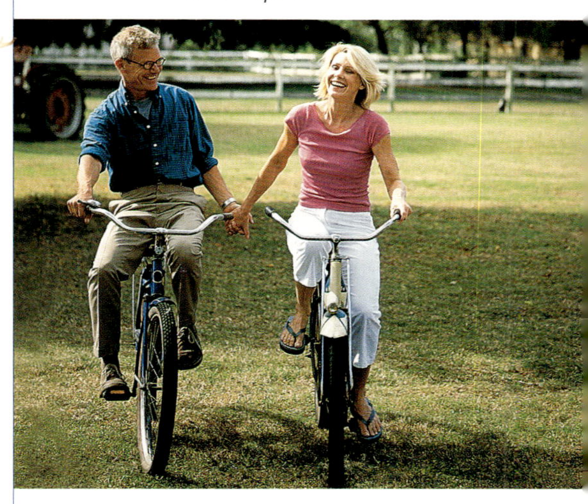

Bewegung – viel und regelmäßig

Damit alle notwendigen Materialien in das Knochengerüst eingebaut und nicht über die Nieren ungenützt ausgeschieden werden, ist ausreichend Bewegung erforderlich. Der Bewegungsapparat (Knochen, Sehnen, Gelenke, Muskeln) ist dazu da, um sich gegen die Schwerkraft zu behaupten; bei jeder Bewegung übertragen die Sehnen den Zug und Druck der Muskeln auf die Knochen. Dieser physikalische Reiz motiviert die Knochenzellen, neue Knochenmasse aufzubauen – ob die jeweilige Person nun 20 oder 80 Jahre alt ist. Wer nicht trainiert, verliert etwa fünf bis zehn Prozent Muskelmasse pro Lebensjahrzehnt, das bedeutet ebenfalls einen Verlust an Knochenmasse. Knochen und Muskeln sind nach Form und Funktion ein voneinander abhängiges System.

Bewegung hält die Knochen jung und stabil

Das Geschlecht, das Alter oder die Familiengeschichte können wir nicht ändern, wohl aber unsere körperliche Aktivität. Bewegung stärkt nicht nur unsere Knochen, sondern auch unsere Gelenke

Auch die Vitamine C und K spielen beim Aufbau des Kollagens und der Ausreifung des Knochens eine wichtige Rolle. Eine genügende Zufuhr über die Nahrung ist sinnvoll. Vor allem in Kohl und dunkelgrünen Gemüsesorten befinden sich hohe Vitamin-K-Werte. Außerdem gibt es Tropfen und Kaudragees in Dosen von 10 bis 20 Milligramm Vitamin K.

und Muskeln. Wer körperlich fit ist, behält die Sicherheit beim Gehen und Balancieren, hat eine gute Durchblutung und einen stabilen Blutdruck und neigt weniger zu Schwindelattacken – und Stolpern ist vielfach eine Folge von Schwindelattacken.
Alle Personen, die regelmäßig körperlich trainieren, zeigen auch deutlich kürzere Erholungs- und Schmerzzeiten im Fall eines Knochenbruchs. Training muss nicht übertrieben sein, aber es muss regelmäßig erfolgen.

Wir haben das Skelett, um uns gegen die Schwerkraft zu behaupten. Somit sind alle Bewegungsübungen, die gegen die Gravitationskraft gerichtet sind, besonders knochenstärkend. So hat beispielsweise ein Gewichtheber besonders starke Knochen.

Training im Alltag

Jede Bewegung ist wichtiger für die Vermeidung der Osteoporose als alle Medikamente. Die besten Übungen für den Knochen sind dabei solche, die gegen die Schwerkraft gerichtet sind: beispielsweise Treppensteigen, Laufen, Bergwanderungen, Radfahren, vorsichtiges Gewichtheben und Sprungübungen. Wer es nicht schafft, täglich 30 Minuten zu trainieren, sollte zumindest versuchen, regelmäßig mehrere kurze Übungsteile zu machen. Sportliche Aktivität verbessert aber nicht nur den Knochen, sondern auch das Lebensgefühl. Allerdings wird eine sportliche Betätigung, die nur wenig Spaß macht, gar nicht oder nur selten ausgeführt. Man sollte daher aus der Vielfalt der Möglichkeiten diejenigen aussuchen, die man gern regelmäßig ausüben möchte. Ideal ist eine Sportart, die möglichst viele Muskelgruppen aktiviert und die keine Beschwerden oder gar Schmerzen bereitet.

Gezieltes Training

Die Basis einer erfolgreichen Behandlung des Rückenschmerzes ist die Stärkung und Lockerung der Rückenmuskulatur mit körperlicher Aktivität und gezielter, regelmäßiger Wirbelsäulengymnastik.

Wer mehr für seinen Knochen tun will, kann Ausdauersportarten oder auch in Fitnessstudios gezieltes Krafttraining betreiben. Ein ausgewogen trainierter Mensch mit Blick auf die Knochengesundheit baut dabei drei Trainingsarten in sein Programm ein: Ausdauer, Kraft und Beweglichkeit. Hierfür bieten Sportvereine heute eine Fülle von Sportmöglichkeiten an. Eine Altersgrenze nach oben gibt es nicht. Gerade bei älteren Menschen ist ein

Bewegungsprogramm mit Übungen zur Koordination sowie ein Muskulatur- und Gleichgewichtstraining besonders wichtig als Beitrag zur Sturzprophylaxe.

Welches Trainingsprogramm ist für Sie das beste?

Wenn Sie von Ihrem Arzt grünes Licht für sportliche Aktivitäten bekommen haben, können Sie Ihr persönliches Trainingsprogramm zusammenstellen. Der ideale Übungsplan ist in zwei Teile gegliedert:

Ausdauerübungen (aerob)

Der erste Teil besteht aus Ausdauerübungen mit hoher Sauerstoffzufuhr. Fette und Kohlenhydrate werden durch den Sauerstoffverbrauch zu Kohlendioxid und Wasser abgebaut, und ATP (Adenosintriphosphat) wird hergestellt, ein Kraftstoff, der für die Muskelkontraktion notwendig ist. Aerobe Übungen sind beispielsweise Gehen, Laufen, Tanzen, Schwimmen, Treppensteigen, Seilspringen und Radfahren. Die meisten Übungen sind »gewichtbelastend«, weil entweder durch Schwer- oder durch Muskelkraft Druck auf den Knochen ausgeübt wird. Eine kurze Aufwärmphase und eine schrittweise Zunahme des Schwierigkeitsgrads halten die Verletzungsgefahr niedrig.

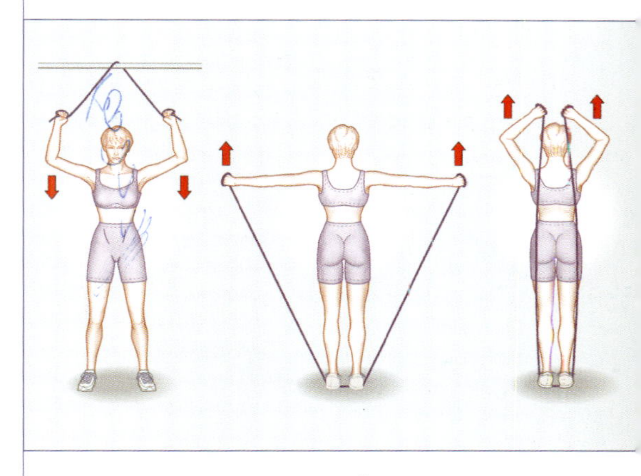

Führen Sie die Übungen mit dem Thera-Band® oder einem ähnlichen Trainingsgerät immer nur langsam und in aufgewärmtem Zustand durch. Die Verletzungsgefahr wäre sonst zu groß. Wiederholen Sie jede Übung zehnmal.

Krafttraining und Gymnastikprogramm

Zusätzlich zu den aeroben Übungen sollte auch ein besonderes Muskel- und Knochenaufbauprogramm absolviert werden, das sich auf ganz bestimmte Körperpartien konzentriert. So können beispielsweise die Schulter-, Rücken- oder Bauchmuskeln intensiv trainiert werden. Zu diesem Zweck kann auch mit leichten Hanteln, Expandern oder auch mit einem so genannten Thera-Band® gearbeitet werden.

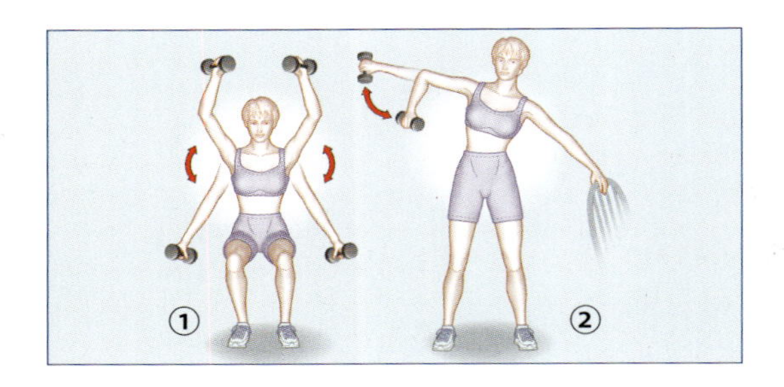

1 Mit geradem Rücken in die Hocke gehen, Hanteln langsam auf- und abbewegen. 2 Bei waagerechtem Oberarm den Unterarm beugen und strecken. Auf jeder Seite 10-mal wiederholen.

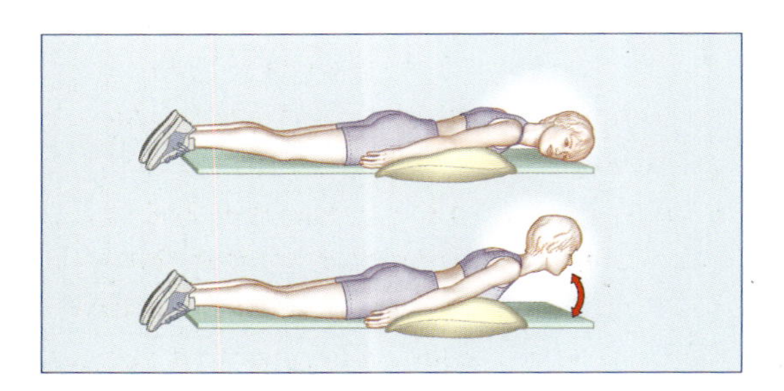

Auf den Bauch auf ein Kissen legen. Rücken- und Bauchmuskulatur anspannen, Kopf langsam anheben, 10 Sekunden lang halten, ablegen. 10-mal wiederholen.

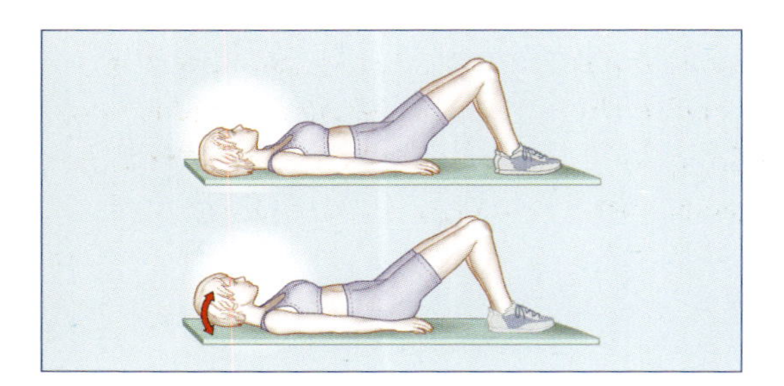

Auf den Rücken legen, Füße aufstellen. Bauchmuskeln anspannen, Kopf leicht anheben, 10 Sekunden lang halten, ablegen. 10-mal wiederholen.

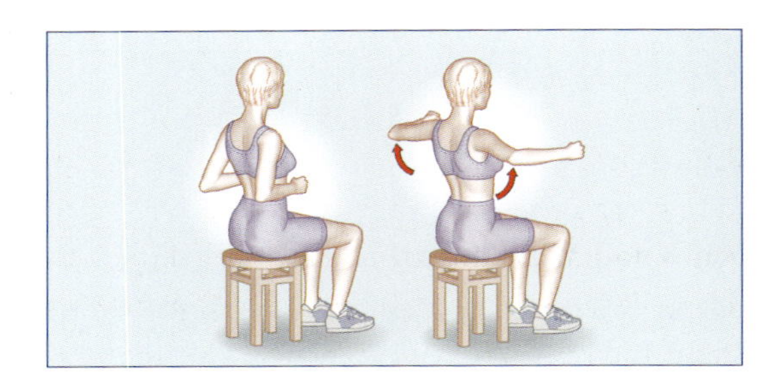

Mit geradem Rücken auf einen Hocker setzen. Arme anwinkeln, anspannen und langsam, mit Kraft, die Oberarme in die Waagerechte bringen. 20-mal wiederholen.

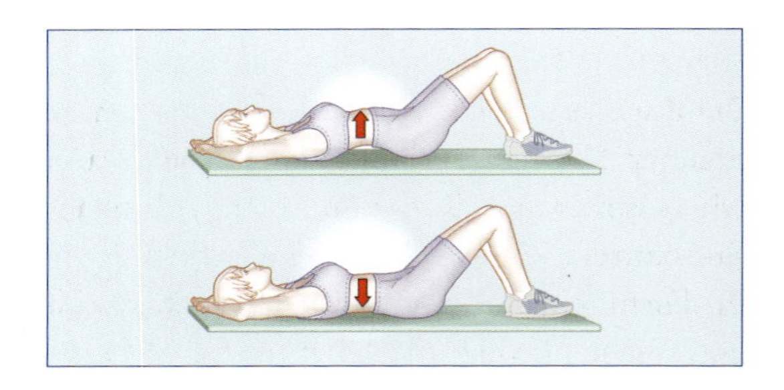

Auf den Rücken legen, Hände hinter dem Kopf verschränken. Bauchmuskeln anspannen, Bauch anheben, 10 Sekunden lang halten, ablegen. 10-mal wiederholen.

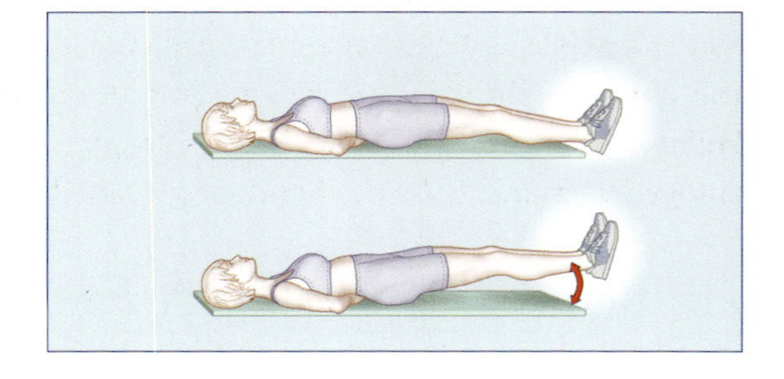

Auf den Rücken auf die Hände legen. Bauchmuskeln anspannen, Beine gestreckt anheben, 10 Sekunden lang halten, ablegen. 10-mal wiederholen.

Schluss mit dem Rauchen!

Rauchen schädigt den Knochen vor allem über den Weg einer Lebervergiftung, die ihrerseits zu einer verminderten Aktivierung von Vitamin D und zu einem schnelleren Abbau des Östrogens führt. Experten vermuten, dass der antiöstrogene Effekt des Rauchens die gesamte Wirkung einer Östrogentherapie in der Menopause aufhebt. So betrachtet ist eine junge Raucherin aus dem Blickwinkel des Knochens bereits im Stadium der Menopause. Beim Mann senkt Rauchen den Testosteronspiegel erheblich und führt somit – wie bei der Frau – ebenfalls zum Knochenschwund.

Die Gefahren des Nikotins

Bei Rauchern werden im Körper außerdem solche Substanzen in höherer Konzentration gefunden, die den Knochen schädigen, wie beispielsweise Kadmium, Blei und unzählige andere toxische Substanzen. Durch die Beeinträchtigung der Lungenfunktion in Form eines Emphysems (Lungenüberblähung) oder einer chronischen Bronchitis kommt es außerdem zu einer deutlich verminderten Sauerstoffaufnahme, die schließlich ihrerseits dem Knochenstoffwechsel schadet und dem Aufbau von neuer Knochenmasse entgegenwirkt.
Nikotin ist ein Suchtmittel – es ist daher nicht leicht, ohne weiteres von einem Tag auf den anderen mit dem Zigarettenrauchen aufzuhören. Es gibt aber Entwöhnungsprogramme und zahlreiche Hilfen, z. B. eine Akupunktur- oder Hypnosebehandlung sowie autogenes Training, die mit dem Arzt besprochen werden können.

Rauchen ist eine bewusste Schädigung der Gesundheit. Auch der Knochen wird angegriffen und löst sich buchstäblich in Rauch auf. So haben Raucherinnen im Schnitt fünf bis zehn Prozent weniger Knochenmasse als Nichtraucherinnen. Männliche Raucher jeden Alters erleiden besonders häufig Wirbelbrüche und haben sogar ein höheres Osteoporoserisiko als gleichaltrige Frauen, die nie geraucht haben. 20 Prozent aller Oberschenkelhalsbrüche gehen auf das Konto des Rauchens. Rauchen ist der »Knochenterrorist«, der unser Skelett zum Einstürzen bringt.

»Knochenräuber« Nahrung

Es gibt einige »Knochenräuber«, die wir selbst entdecken und meiden können bzw. müssen. Das Problemfeld Rauchen wurde bereits erwähnt, aber es gibt noch zahlreiche andere Knochen-

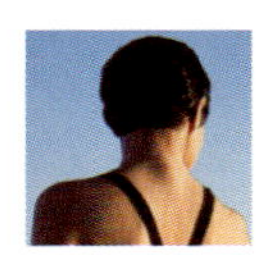
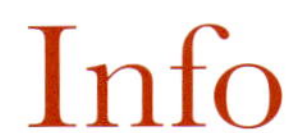

Koffeingehalt beliebter Getränke:

- Kaffee (1 Tasse): 80–150 Milligramm
- Schwarzer Tee (1 Tasse): 10–50 Milligramm
- Eistee (1 Glas): 10–40 Milligramm
- Kakao (1 Tasse): 4 Milligramm
- Schokolade (1 Tasse): 5 Milligramm
- Coca Cola (1 Dose): 46 Milligramm
- Pepsi-Cola (1 Dose): 38 Milligramm
- Dr. Pepper (1 Dose): 40 Milligramm
- Red Bull (1 Dose): 60 Milligramm

diebe, die nicht sofort als solche erkannt werden, gerade deshalb schädlich sind und in ihrer Gesamtheit die Knochen auf Dauer schwinden lassen.

Alkohol

Alkohol in höheren Mengen ist eine toxische Substanz, die unserem Körper vielfältig schadet, u. a. auch unseren Knochen. Alkoholiker sind in der Regel mangelernährt und nehmen zu wenig Kalzium, Magnesium, Vitamin C, Vitamin B6 und andere für den Knochen wichtige Bausteine auf. Hoher Alkoholkonsum hemmt darüber hinaus die Resorption dieser Baustoffe und schädigt die Leber, ein wichtiges Organ für die Aktivierung von Vitamin D. Zudem beeinträchtigt Alkohol auch direkt die Funktionen der Knochenzellen und verursacht den Schwund der für die Stabilität des Knochens so wichtigen Knochenbälkchen im Inneren der Knochen. Schließlich haben Alkoholiker einen niedrigen Testosteronspiegel, was ebenfalls zur Osteoporose beiträgt.

Koffein

Koffein wird schon lange mit Osteoporose in Verbindung gebracht. Es findet sich vor allem im Kaffee, aber auch in Tee, Colagetränken und Schokolade. Eine große amerikanische Studie konnte zeigen, dass Krankenschwestern mit hohem Kaffeekonsum (mehr als sechs Tassen pro Tag) ein dreifach höheres Osteoporoserisiko hatten als solche, die keinen Kaffee tranken. Andere Studien belegten, dass bereits zwei Tassen Kaffee pro Tag (also 200 bis 300 Milligramm Koffein) mit einem höheren Osteoporoserisiko verbunden sind. Die Ursache: Koffein bewirkt eine gesteigerte Ausscheidung von Kalzium über den Urin. Vor allem Personen mit niedriger Kalziumaufnahme sind besonders betroffen. Das verminderte Kalzium im Blut führt zu einer erhöhten Parathormonausschüttung und damit zu einer erhöhten Freisetzung von Kalzium aus dem Knochen und zum Knochenschwund. Wer nicht bereit ist, den Kaffeekonsum einzuschränken, sollte zum Ausgleich der negativen Kalziumbilanz weniger Zucker verwenden und auf jede Tasse Kaffee eine Tasse Milch trinken.

Zucker

In den vergangenen 100 Jahren hat unser Zuckerkonsum sage und schreibe um das 1000fache zugenommen. Ungefähr die Hälfte der Kohlenhydrataufnahme wird heute mit Zucker abgedeckt. Wir wissen aus vielen Studien, dass vor allem der hohe Zuckerkonsum für viele degenerative Erkrankungen verantwortlich ist, wie beispielsweise für Diabetes mellitus, Arthritis, Karies, Herzinfarkt, Schlaganfall und auch für Osteoporose. Zucker ist ein reiner Kalorienlieferant, liefert also keine wertvollen Nährstoffe. Im Gegenteil, die Weiterverarbeitung des Zuckers in unserem Körper verbraucht viele Vitamine und erhöht die Ausscheidung wichtiger Nährstoffe wie Kalzium, Magnesium und anderer Mineralien über die Nieren. Ferner behindert Zucker die Kalziumaufnahme im Darm und stimuliert die Säureproduktion im Magen – ein weiterer Knochenräuber. Vor allem die Kombination von Koffein und Zucker – so z. B. in stark gezuckertem schwarzem Kaffee oder in Softdrinks wie Colagetränken – ist ein wahrer Knochenfresser. Es ist daher nicht verwunderlich, dass gesunde Zähne und stabile Knochen viel häufiger in Ländern mit einem niedrigen Zuckerverbrauch angetroffen werden können.

Der menschliche Organismus benötigt drei bis fünf Gramm Kochsalz täglich. Aber: Der tatsächliche Tageskonsum beträgt bei uns zwischen zehn und zwölf Gramm. Als Faustregel gilt: Pro 500 Milligramm Kochsalz werden den Knochen etwa 20 Milligramm Kalzium entzogen.

Salz

Es ist bekannt, dass ein hoher Salzverbrauch mit einem höheren Risiko für Bluthochdruck verbunden ist. Patienten mit Bluthochdruck haben eine höhere Ausscheidung von Kalzium über den Urin und leiden daher häufiger auch an Osteoporose als Personen mit einem normalen Blutdruck. Neue Studien belegen, dass die Einschränkung des Salzkonsums mit einem geringeren Osteoporoserisiko verknüpft ist.

Eiweiß

Eine hohe Zufuhr tierischen Eiweißes übersäuert unseren Körper und verursacht eine erhöhte Kalziumausscheidung über die Nieren.

Knochen besteht zu einem großen Teil aus Eiweiß (Protein) in Form des Kollagens. Eine entsprechende Zufuhr von Eiweiß über die Nahrung ist daher wichtig für gesunde Knochen. Aber auch für den Knochen gilt: »Allzu viel ist ungesund!« Beim Eiweißabbau im Stoffwechsel entstehen Säuren, die vor ihrer Ausscheidung über die Nieren erst mit Kalzium neutralisiert (»gepuffert«) werden müssen. Andernfalls würde der Körper übersäuert werden. Ist der Eiweißkonsum sehr hoch und die Kalziumzufuhr sehr niedrig, resultiert daraus eine negative Kalziumbilanz, und das nötige Kalzium wird aus dem Knochen bezogen. Daher weisen Vegetarier mit niedrigem Konsum von tierischem Eiweiß immer eine positive Kalziumbilanz mit stabileren Knochen auf. Eskimos, die viel tierisches Eiweiß und wenig Kalzium aufnehmen, haben dagegen eine 20 Prozent höhere Knochenverlustrate als Europäer.

Phosphat

Phosphat ist ein wichtiges Mineral im Körper und bildet mit Kalzium eine feste kristalline Verbindung, die Zähnen und Knochen Festigkeit gibt. Wie beim Eiweiß kommt es auch hier auf das richtige Gleichgewicht an. Idealerweise sollte ein Teil Phosphat auf einen Teil Kalzium kommen. In unserer Nahrung ist aber weit mehr Phosphat enthalten als nötig. Es kommt zur Ausschüttung des Parathormons, das zur Neutralisierung des Phosphats Kalzium und Magnesium aus Knochen löst. Ein hoher Anteil an Phosphat findet sich in Fleisch- und Wurstwaren, Softdrinks und als chemischer Zusatz in vielen aufbereiteten Nahrungsmitteln.

Fette

Eine bestimmte Menge Fett braucht der Knochen. Bevor Kalzium vom Organismus aufgenommen werden kann, muss es in der Magensäure aufgelöst werden. Dann bildet es mit dem vorhandenen Fett eine Art Seife, und erst in dieser aufbereiteten Form wird

Kalzium durch die Darmwand in das Blut aufgenommen. Zu viel Fettaufnahme bewirkt allerdings das Gegenteil: Kalzium und Magnesium gehen verloren und bewirken Knochenschwund. Die knochenschädigende Wirkung der zu hohen Fettaufnahme sieht man in den »Niedrigfettländern« des Fernen Ostens, in denen das Osteoporoserisiko deutlich geringer als in den USA ist.

Wenn Sie sich zum Thema »Säuren und Basen im Körper« weiter informieren wollen, lesen Sie »Übersäuerung – krank ohne Grund?« von Norbert Treutwein, ebenfalls erschienen im Südwest Verlag.

Übersäuerung vermeiden

Eine ausgeglichene Verteilung von sauren und basischen Substanzen in unserem Körper ist wichtig für den normalen Ablauf der Stoffwechselprozesse. Die Ausgewogenheit von Säuren und Basen ist der Schlüssel zu Wohlbefinden und Gesundheit – nicht zuletzt auch zu gesunden Knochen. Das Säure-Basen-Gleichgewicht wird als pH-Wert gemessen, und unsere enzymatischen, immunologischen und reparativen Funktionen laufen am besten im leicht alkalischen Milieu (pH-Wert über 7,0) ab. Unser Körper wird aber überschwemmt von Säuren, die entweder im Körper selbst gebildet (Milchsäure, Kohlensäure) oder über die Nahrung (Eiweiß, Zucker, Fette) im Übermaß zugeführt werden. Unser Knochen beherbergt eine große Menge alkalische Salze wie Kalzium, Kalium, Natrium und Magnesium, die sofort mobilisiert werden, um Säuren im Blut zu neutralisieren.

Der Zusammenhang zwischen einem sauren pH-Wert und Osteoporose ist bekannt und wird im Rahmen einer effektiven Vermeidung der Osteoporose immer bedeutender. Wir wissen, dass Vegetarier (übrigens mit der höchsten Knochendichte) einen alkalischen Urin, Menschen, die Fleisch essen (mit niedriger Knochendichte), dagegen einen sauren Urin haben. Unsere Nahrung besteht aber häufig aus sehr viel Fleisch und ist damit auch reich an Säuren (Aminosäuren). Umso wichtiger wird der Konsum von basenreichem Gemüse und Obst, um dem Körper neben den Vitaminen auch neutralisierende Basen zuzuführen.

Untergewicht vermeiden

Alle großen Osteoporosestudien zeigen den Zusammenhang zwischen Osteoporose und einem niedrigen Körpergewicht. Untergewichtige Menschen nehmen zu wenig Kalorien zu sich und haben damit zu wenig Baustoffe für ihre Knochen. Auch langfristige Schlankheitsdiäten garantieren eine geringe Knochenmasse. Viele Frauen und auch einige Männer verbringen ihr Leben periodisch mit übertriebenen Abmagerungskuren, die ebenfalls zum Vitaminmangel und Knochenschwund beitragen.

Untergewicht ist ein enormer Risikofaktor für Osteoporose. Vor allem übertriebene Schlankheitskuren beschleunigen den Knochenschwund durch den Mangel an Knochenbaustoffen.

Schlank um jeden Preis?

Ein Extrem des Schlankheitswahns stellt die krankhafte Magersucht (Anorexia nervosa) mit psychopathischen Zügen dar. Diese Krankheit verursacht vor allem bei Jugendlichen eine Fülle von gesundheitlichen Störungen wie Anämie (Blutarmut), Ausfall der Regelblutung und schwerste Osteoporose. Ein Knochenschwund von mehr als 30 Prozent in wenigen Jahren ist keine Seltenheit und beruht auf der Mangelzufuhr von Knochenbaustoffen.
Diese verheerende Wirkung der Unterernährung zeigt sich u. a. auch bei weiblichen Hochleistungsathleten. Langläuferinnen mit weniger als 75 Prozent des Idealgewichts leiden häufig an Ermüdungsbrüchen, die der Karriere ein rasches Ende setzen.

Vorsicht mit Medikamenten

Einige Medikamente sind ausgesprochene Knochenräuber, wenn sie in Tablettenform oder als Infusion verabreicht werden. Dazu gehören insbesondere Kortison und alle davon abgeleiteten Substanzen, wie beispielsweise Prednison und Dexamethason. Nicht gefährlich für den Knochen ist dagegen eine kurze und ausschließlich lokale Anwendung von Kortisonderivaten in Form von Salben oder auch Sprays.

Kortisonpräparate

Nicht alle Patienten reagieren mit dem gleichen Knochenverlust. Wir wissen, dass für das Osteoporoserisiko die Tagesdosis und die Einnahmedauer des Medikaments entscheidend sind. Deshalb sollte jeder Patient in Zusammenarbeit mit seinem Arzt um jedes Milligramm Prednison feilschen, die Tagesdosis so niedrig wie möglich halten und immer wieder überprüfen lassen, ob Prednison wirklich noch notwendig ist. Wenn Prednison aber unentbehrlich ist, sollte unbedingt das Rauchen eingestellt, Kalziumtabletten mit Vitamin D eingenommen und regelmäßig Sport getrieben werden. Ist eine Einnahme von mehr als einem halben Jahr täglich Prednison notwendig gewesen, sollte der Betroffene danach unbedingt zur Knochendichtemessung gehen, um den Ausgangswert seiner Knochenmasse zu bestimmen.

Das Fatale bei der kortisoninduzierten Osteoporose ist, dass sie in der Regel ausgesprochen schnell fortschreitet – bis hin zu multiplen Knochenbrüchen. Falls bei Ihnen bereits eine verminderte Knochendichte vorliegt, können Sie sich mit einem modernen Bisphosphonat vor weiterem Knochenschwund zuverlässig schützen. Nach einem Jahr ist dann eine Kontrolle der Knochendichte zu empfehlen.

Kortisonpräparate in Form von Tabletten oder Spritzen sind besonders schlimme Knochenräuber; ihre Verwendung muss sorgfältig ärztlich überwacht werden.

Schilddrüsenhormone

Bei der Gabe von Schilddrüsenhormonen zur Vermeidung einer Schilddrüsenvergrößerung (Struma) oder zur Behandlung einer Unterfunktion sollte man eine Überdosierung vermeiden, da sie über einen längeren Zeitraum ebenfalls eine Osteoporose mit Knochenbrüchen verursacht. Der behandelnde Arzt kann die Schilddrüsenhormonwerte kontrollieren und so sicher eine Überdosierung vermeiden.

Patienten mit Schilddrüsenüberfunktion (Hyperthyreose) sind in Bezug auf Knochenschwund Hochrisikopatienten und müssen in halbjährlichen Abständen kontrolliert werden.

Weitere Medikamente

Sprechen Sie mit Ihrem Arzt darüber, ob eines Ihrer Medikamente möglicherweise Knochenschwund verursacht. Sie können dann in aller Ruhe vorsorgliche Schritte einleiten, ohne auf eines der notwendigen Medikamente verzichten zu müssen.

Blutverdünnende Mittel wie Heparin oder Marcumar® können bei langjähriger Einnahme schwere Osteoporosen auslösen. Auch hier ist unbedingt eine jährliche Kontrolle der Knochendichte notwendig. Ebenso bewirken verschiedene Medikamente, die in der Behandlung der Epilepsie eingesetzt werden, Knochenverlust und/oder Mineralisationsstörungen (Osteomalazie). Antidepressiva, Diuretika (Entwässerungsmittel), Antibiotika und aluminiumhaltige Antazida (Magensäurehemmer) schwächen bei längerer Einnahme ebenfalls den Knochen.
Außerdem verursachen vor allem Chemotherapien mit gezielter Blockierung der Sexualhormone (z. B. bei Brust- oder Prostatakrebs) schwere Osteoporosen (so genannte Tumortherapie indizierte Osteoporosen).

Osteoporoseverursachende Medikamente

- Schilddrüsenhormone (wenn zu hoch dosiert)
- Kortison und davon abgeleitete Substanzen (z. B. Prednison, Dexamethason)
- Cyclosporin A (Medikament zur Unterdrückung des Immunsystems bei Transplantationen)
- Heparin (Medikament zur Blutverdünnung)
- Marcumar® (Medikament zur Blutverdünnung)
- Saluretika (Entwässerungsmittel)
- Antiepileptika (Medikamente gegen Epilepsie)
- Methotrexat (Medikament zur Krebsbehandlung)
- Lithium (gegen Depression)
- Aluminiumhaltige Antazida (zur Magensäurehemmung)
- Isoniazid (Medikament zur Tuberkulosebehandlung)

Risiko durch chronische Krankheiten

Chronische Polyarthritis

Die chronische Polyarthritis, eine Unterform der chronischen rheumatischen Erkrankung, ist der wichtigste Vertreter der chronischen Krankheiten, die bisher über die Jahre immer eine Osteoporose mit Knochenbrüchen verursacht haben. Die betroffenen Patienten müssen oft auch Kortisonpräparate einnehmen, sind häufig in der Bewegung eingeschränkt und untergewichtig. Gerade dann muss der überschießende Knochenabbau mit Bisphosphonaten möglichst frühzeitig verhindert werden.

Chronische Erkrankungen der Lunge

Chronische Lungenerkrankungen – insbesondere chronische Bronchitis und Emphysem, verursacht durch Rauchen – steigern das Osteoporoserisiko. Hinzu kommt, dass das Risiko durch einige Medikamente zur Behandlung dieser Krankheiten zusätzlich vergrößert wird. Der Patient muss überzeugt werden und auch dazu bereit sein, sofort das Rauchen einzustellen.

Der Knochen ist ein äußerst kompliziert gesteuertes Organ, das bei einer großen Anzahl von Krankheiten anderer Organe in Mitleidenschaft gezogen wird. Beispiele sind Asthma bronchiale, Diabetes mellitus, Leber- und Nierenkrankheiten, Herzinsuffizienz (Herzschwäche) sowie Organtransplantationen.

»Zuckerkrankheit« und Magen-Darm-Erkrankungen

Es wird bisher kaum beachtet, dass auch Diabetes mellitus (Zuckerkrankheit) ein erhebliches Osteoporoserisiko darstellt. Der Insulinmangel führt zu erhöhtem Knochenabbau und zugleich zu einer verminderten Produktion von Kollagen, der Grundsubstanz des Knochengewebes. Betroffen sind vor allem Diabetespatienten, die mit Tabletten und nicht mit Insulinspritzen behandelt werden. Auch entzündliche Darmerkrankungen und Magenoperationen führen zu einer verminderten Aufnahme von Kalzium und Vitamin D. Bei diesen Patienten sollte besonders auf eine ausreichende Ernährung und Vitaminzufuhr geachtet werden. Regelmäßige Knochendichtemessungen lassen frühzeitig den Beginn einer Osteoporose erkennen.

Osteoporose erfolgreich behandeln

Bis vor wenigen Jahren war die Diagnose »Osteoporose« geradezu schicksalhaft. Inzwischen haben wir gelernt, das Organ Knochen besser zu verstehen, und es gibt neue Medikamente, die den Knochenaufbau fördern und den -abbau bremsen. Mediziner können heute eine Osteoporose gänzlich vermeiden und bei bereits bestehender Osteoporose das Fortschreiten der Krankheit stoppen, die Beschwerden lindern und den Patienten ihre Beweglichkeit zurückgeben.

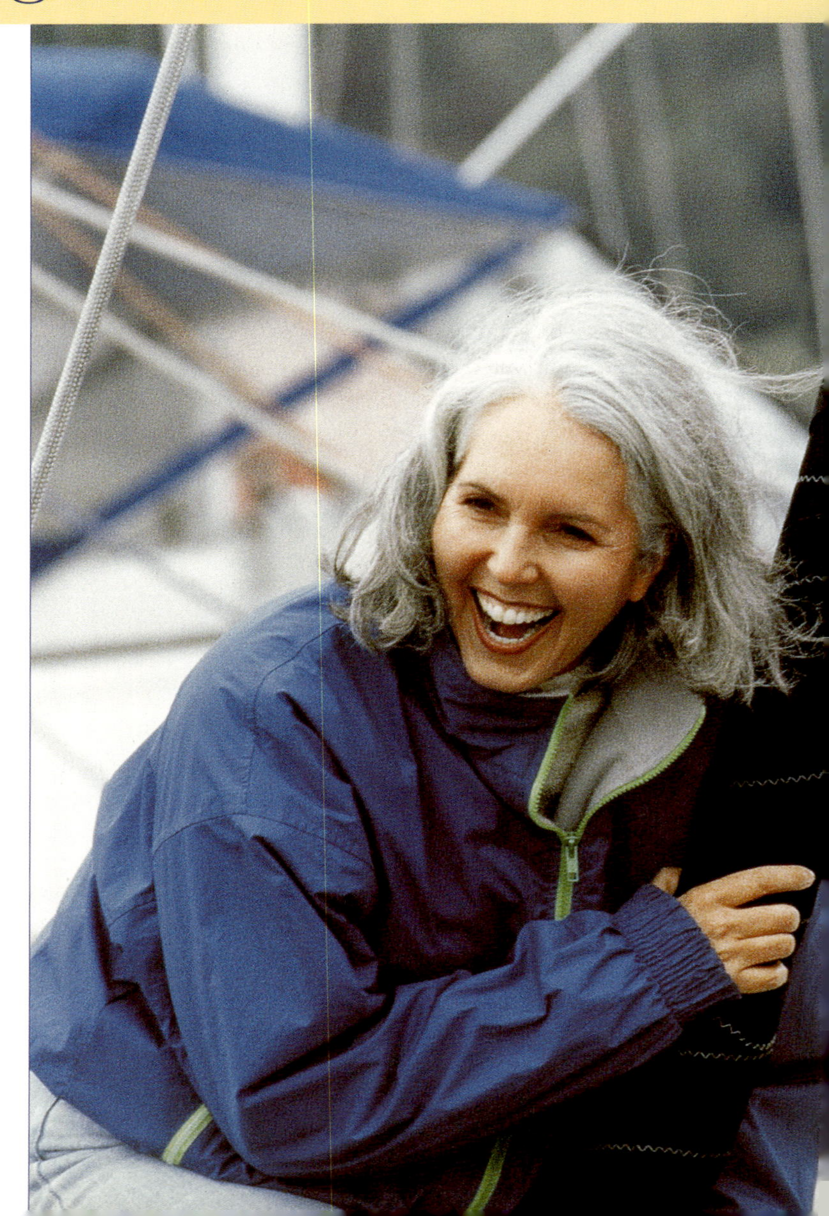

Mit Konsequenz zum Ziel

Unabhängig vom Alter lohnt sich eine Osteoporosebehandlung immer und ist nie zu spät. Während noch vor 100 Jahren viele Frauen die Menopause gar nicht erst erreicht haben, so liegt heute das Alter, das eine Frau erreicht, bei 80 Jahren. Das bedeutet ferner, dass heute ein Drittel der Frauen älter als 50 Jahre ist und auch in diesem Lebensabschnitt das Recht darauf hat, aktiv in der Gesellschaft mitzuwirken.

Geduld und Beharrlichkeit sind die wichtigsten Eigenschaften, die sowohl Patient als auch Arzt an den Tag legen müssen, wenn sie eine Osteoporose besiegen wollen.

Geduld bringt den Erfolg

Bevor die verschiedenen Möglichkeiten der Behandlung erklärt werden, möchte ich Sie auffordern, aktiv bei der Behandlung der Osteoporose mitzuarbeiten. Gerade bei chronischen Erkrankungen fällt es Patienten oft schwer, Medikamente regelmäßig einzunehmen, vor allem wenn sich die Krankheit nicht sofort unangenehm bemerkbar macht. Die Gefährlichkeit der Osteoporose wird leicht vergessen, solange noch keine Knochenbrüche eingetreten sind. Geduld und Ausdauer sind daher bei der Behandlung nötig, denn die Erkrankung, die im Lauf von vielen Jahren entstanden ist, braucht Monate, manchmal Jahre für ihre Heilung.

Nicht aufgeben

Auch wenn es schwer fällt, sollte man in Phasen von Ungeduld an die vielen Jahre denken, die noch vor einem liegen und die man mobil und sorglos verbringen möchte. Ein guter Arzt kennt diese Phasen der Ungeduld. Er wird Sie beharrlich motivieren und mahnen, die einmal festgelegte Behandlungsstrategie zu realisieren. Als beste Motivation erwies sich bei meinen Patienten die Schmerzlinderung und die Dokumentation der ansteigenden Knochenmasse in der jährlichen Knochendichtemessung. Der Patient sieht »schwarz auf weiß« im Ausdruck, dass es seinen Knochen wieder besser geht. Ein wichtiges psychologisches Signal.

Die Schmerzspirale durchbrechen

Osteoporosebedingte Schmerzen sind akute Schmerzen, denen fast immer ein Knochenbruch im mittleren und unteren Wirbelsäulenabschnitt vorangeht. Dieser schlagartig einsetzende Rückenschmerz lässt langsam nach, kann aber auch nach Abheilen des Bruchs in chronischen Schmerz übergehen. Er entsteht durch Verformung der Wirbelsäule, durch Fehl- und Überbelastung der Muskulatur und Schädigung der Wirbelgelenke. Dieser Schmerz kann zu Schlaflosigkeit, Reizbarkeit und Depressionen führen, die das Schmerzempfinden noch verstärken. Es gilt, als erste Therapiemaßnahme diese Schmerzspirale zu durchbrechen. Im Vordergrund der Behandlung steht dabei die physikalische Therapie. Schmerzmittel (Analgetika) werden erst in zweiter Linie eingesetzt.

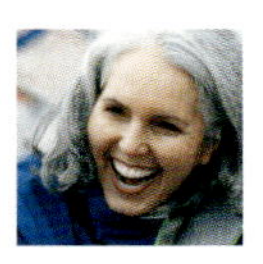

Tipp

Bei akuten Osteoporoseschmerzen ist Bettruhe sinnvoll, bis der Schmerz gelindert ist. Der Leitsatz hierfür: »So konsequent wie nötig, aber so kurz wie möglich!«

Physikalische Therapie

In jedem Fall sollte eine Röntgenaufnahme des Skeletts im Schmerzbereich durchgeführt werden, um einen Knochenbruch nachzuweisen und das Ausmaß der Knochenzerstörung zu erkennen. Das Anlegen eines Korsetts ist möglichst zu vermeiden, um eine weitere Unbeweglichkeit zu umgehen. Im akuten Stadium ist zur Achsentlastung eine gelockerte Bettruhe sinnvoll, aber nur so lange, bis der akute Schmerz gelindert ist. Danach können Phasen vorsichtiger und kurzzeitiger Achsbelastung, abwechselnd mit Übungen zu Entlastungshaltungen, mehrmals pro Tag eingebaut werden. Zusätzlich ist zur Durchblutungsförderung eine Kältebehandlung mit kalten Wickeln sinnvoll, während eine Wärmebehandlung erst bei chronischen Schmerzen infrage kommt.
Der Arzt sollte außerdem krankengymnastische Behandlungen mit Entspannungs- und Atemübungen verordnen. Weitere Möglichkeiten zur Schmerzbehandlung sind Massagen, Akupunktur, Elektrotherapie und Injektionsbehandlungen mit Lokalanästhetika (Substanzen zur örtlichen Betäubung).

Mobilisierung des Patienten

Ist der akute Schmerz erträglich geworden, so geht es vor allem um die Kräftigung der Muskulatur zur Mobilisierung des Patienten. Dies geschieht durch geführte Bewegungen und Anspannungsbewegungen, kombiniert mit einer Entlastungslagerung.
Eine durchblutungsfördernde und entspannende Wärmebehandlung mit lokalen Wärmepackungen in Form von heißen Rollen, feucht-heißen Kompressen oder Moorerdepackungen oder auch Infrarotbestrahlungen erleben schmerzgeplagte Patienten als besonders wohltuend. Massagen sind dagegen weniger effektiv. Bewegungsbäder im warmen Wasser (Thermalbad) bewirken durch den gewichtsentlastenden Auftrieb im Wasser eine zusätzliche Muskellockerung und dadurch eine deutliche Beschwerdelinderung. Vor allem das Schwimmen stellt eine ideale Kombination aus Wirbelsäulenentlastung und Muskeltraining dar.

Ein Korsett sollte, wenn überhaupt, nur kurzzeitig in der akuten Schmerzphase angelegt werden. Die Gefahr einer Querschnittslähmung bei einem osteoporosebedingten Wirbelbruch ist wirklich minimal, da der Wirbelkörper vor allem vorne oder in der Mitte einbricht und nur sehr selten den hinten gelegenen Rückenmarkkanal einengt.

Krankengymnastik

Wenn es der Beschwerdeverlauf erlaubt, kann die Krankengymnastik nach und nach durch sporttherapeutische Maßnahmen abgelöst werden. Aktives Muskeltraining ist einerseits für die Stärkung der Knochen und der Muskulatur wichtig, andererseits trägt sie langfristig zur Linderung chronischer Schmerzen bei. Wichtig ist, dass die Übungen regelmäßig ausgeführt werden und dem Alter des Patienten angepasst sind.
Das Training sollte zunächst unter krankengymnastischer Leitung oder im Rahmen einer Rückenschulung erlernt und später als Heimprogramm selbstständig und konsequent weitergeführt werden. Schwerpunkt ist dabei die Stabilisierung und Kräftigung der Rückenmuskulatur. Man sollte aber Sportarten mit Stauchungsbelastungen der Wirbelsäule wegen der dadurch bedingten Knochenbruchgefahr vermeiden, wie beispielsweise Skiabfahrtslauf, Reiten, Mountainbiken, Hoch- und Weitsprünge, Springseilübungen, Volleyball und Handball.

Bewegung und sportliche Betätigung sind sinnvoll bei Osteoporose – aber bestimmte Übungen sollten unbedingt vermieden werden!

Übungen, die Sie vermeiden sollten

Unter allen Umständen sollte man aber vier Übungen vermeiden, die ein erhöhtes Risiko für Wirbelkörperbrüche bedeuten:

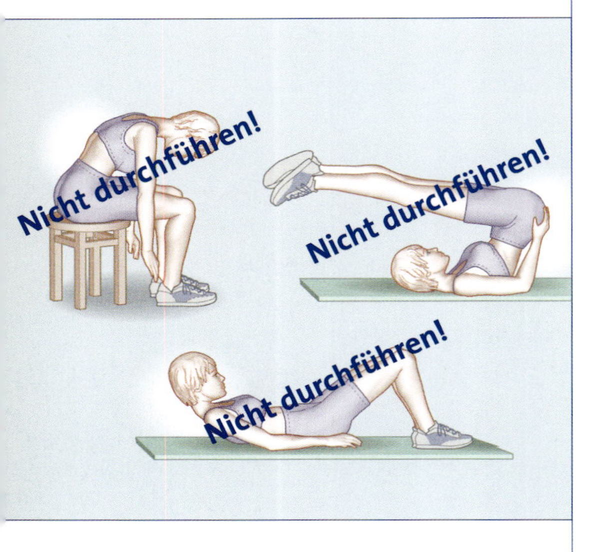

- Alle Übungen, die die Wirbelsäule stauchen. Also keine Hoch- und Weitsprünge, Laufen und Radfahren in unebenem Gelände.
- Alle Übungen, die ein Abbiegen der Wirbelsäule nach vorne beinhalten. Damit steigt das Risiko dramatisch, dass Wirbelkörper an der Vorderkante einbrechen und »Keilwirbel« entstehen.
- Alle Übungen, die ein Fallrisiko haben. Achten Sie auf vernünftige Sportschuhe mit gutem Fußbett und rutschfester Sohle. Meiden Sie feuchten oder nassen Holzboden in der Turnhalle. Gehen Sie nicht zu den Übungsstunden, wenn die Gehwege vereist sind.
- Alle Übungen, die eine seitliche Bewegung gegen Widerstand aufweisen (»Abduktion« und »Adduktion«). Damit steigt das Risiko eines Oberschenkelhalsbruchs.

Medikamentöse Schmerztherapie

Akute Schmerzen

Krankengymnastik sollte in Gruppen durchgeführt und von geschulten Fachkräften geleitet werden. Später kann man die Übungen in einem Heimprogramm selbstständig fortführen.

Um akute Schmerzen zu beseitigen und bewegungstherapeutische Maßnahmen überhaupt erst zu ermöglichen, müssen vorübergehend auch Schmerzmittel (Analgetika) gegeben werden. Man wird zuerst peripher wirkende Analgetika mit guter Wirkung auf Skelett-, Muskel- und Gelenkschmerzen einsetzen: Azetylsalizylsäure (ASS, bekannt als Aspirin®), Parazetamol oder vor allem die so genannten nicht steroidalen Antirheumatika (NSAR). Diese Medikamente entfalten ihre Wirkung durch die lokale Hemmung des schmerzauslösenden Prostaglandins. Wegen der gleichzeitigen Möglichkeit von Nebenwirkungen, wie beispielsweise Magenblutungen oder Knochenmarkschädigung, sollten sie nur kurzzeitig verabreicht werden. Inzwischen gibt es schon nichtsteroidale Antirheumatika, die nur noch selektiv die Schmerzrezeptoren beeinflussen und weitgehend frei von den bisherigen Nebenwirkungen sind (»COX-2-Hemmer«).

Knochenschmerzen

Knochenschmerzen können besonders schnell und erfolgreich mit Bisphosphonaten behandelt werden. Diese neue Substanzgruppe hat das früher verwendete Kalzitonin weitgehend verdrängt. Bei starken Schmerzen können die oben aufgeführten Medikamente noch mit schwach wirkenden Opioiden kombiniert werden. Ist damit der Schmerz nicht zufrieden stellend zu behandeln, so sollte gemeinsam mit einer Schmerzambulanz ein individueller Behandlungsplan erarbeitet werden, wobei die Dosierung und der Zeitplan vom Patienten fest eingehalten werden müssen. »Muskelrelaxanzien« zur Besserung der Muskelverspannungen sollten vermieden werden, da sie wegen der gleichzeitig sedierenden (beruhigenden) Wirkung das Sturzrisiko erhöhen.

Kalzium und Vitamin D als Basistherapie

Die Verordnung von täglich 1000 Milligramm (= ein Gramm) Kalzium und 1000 I. E. (internationale Einheiten) Vitamin D entspricht weltweit dem gültigen Standard. Diese Stoffe gibt es als Tabletten, Pulver oder Brausetabletten, die zum Essen eingenommen werden. Bewährt haben sich auch Kombinationspräparate. Es gibt allerdings einige Patienten, bei denen Kalziumpräparate nicht oder nur unter ärztlicher Überwachung eingenommen werden dürfen. Dazu zählen Patienten, bei denen der Blutkalziumspiegel erhöht ist oder die ein Nierensteinrisiko haben.

Denken Sie daran: Ein Glas Milch (0,3 Liter) enthält ca. 360 Milligramm knochenwichtiges Kalzium!

Im Alter unentbehrlich

Voraussetzung für eine wirkungsvolle Behandlung der Osteoporose ist eine ausreichende Zufuhr von Kalzium über die Nahrung. Kalzium ist – neben Magnesium – das notwendige Baumaterial für den neu gebildeten Knochen.

Obwohl theoretisch sowohl Kalzium als auch Vitamin D durch die Nahrung aufgenommen werden, zeigen die Erfahrungen, dass die Patienten in der Regel über diesen Weg allein die erforderlichen Mengen nicht erreichen. Im fortgeschrittenen Alter wirkt sich eine ungenügende Kalziumzufuhr besonders ungünstig aus, weil der Ausgleich über eine stärkere, effektivere Resorption aus dem Darm verloren geht. Ältere Menschen können sich daher nicht mehr an eine niedrige Kalziumzufuhr anpassen und gleiten sehr leicht in eine negative Kalziumbilanz. Der Körper bedient sich dann des Kalziumspeichers im Knochen – immerhin 1,5 Kilogramm Kalzium – und baut den Knochen über eine Erhöhung der Parathormonausschüttung und eine Aktivierung der Osteoklasten (knochenabbauende Zellen) ab. Nur mit der Gabe von Kalzium kann in dieser Altersgruppe der Knochenverlust um zwei bis vier Prozent pro Jahr gesenkt werden. Auch die Knochenbruchrate lässt sich damit reduzieren.

Für junge Frauen und für Männer liegen nur einige kleinere Studien vor, es kann aber von einer Wirksamkeit ausgegangen werden. Es gibt noch einen weiteren wichtigen Grund, jeder Osteoporosetherapie Kalzium und Vitamin D beizugeben. Vor allem Kalzitonin und Bisphosphonate senken den Kalziumspiegel im Blut und erhöhen damit automatisch die Parathormonausschüttung, die wiederum den Knochenabbau begünstigt. Dieser unerwünschte Regelkreis kann mit einer Kalziumzufuhr unterbrochen werden.

Vitamin-D- und Kalziumgaben

Aufgrund der bisherigen Erkenntnisse müssen heute im Rahmen der Basistherapie der Osteoporose in jedem Fall 1000 I. E. Vitamin D und 1000 Milligramm Kalzium täglich hinzugefügt werden. Dies gilt insbesondere dann, wenn hochwirksame Medikamente wie die Bisphosphonate eingesetzt werden.

Aktives Vitamin D – vor allem bei Nierenpatienten

Vitamin D fördert die Aufnahme von Kalzium aus dem Darm ins Blut und den Einbau von Kalzium in die Knochengrundsubstanz. Bei einem Mangel kommt es zu einer Mineralisationsstörung mit der Folge eines weichen, verformbaren, brüchigen, schmerzhaften Knochens, bei Kindern Rachitis und bei Erwachsenen Osteomalazie genannt. Ein relativer Vitamin-D-Mangel wird bei älteren Menschen und vor allem bei Patienten mit Darmerkrankungen häufig vorgefunden.

Vitamin D ist unentbehrlich für einen gesunden Knochen und gehört daher, neben Kalzium, zur Basistherapie der Osteoporose.

Hinzu kommt, dass im Alter der Umbau des zugeführten Vitamin D in die aktive, wirksame Form abnimmt. Vor allem bei Patienten mit chronischen Nieren- und Lebererkrankungen ist die Aktivierung von Vitamin D gestört. Der direkte Einsatz der aktiven Vitamin-D-Metaboliten (eine stoffwechselwirksame Substanz, die für den normalen Ablauf der Stoffwechselprozesse unentbehrlich ist) ist aber teuer und kann nicht als Mittel erster Wahl bei allen Patienten mit Osteoporose ohne bekannte Ursache angesehen werden. Hauptindikation für die Verwendung aktiver Vitamin-D-Metaboliten ist vor allem das chronische Nierenversagen, die Dialyse sowie chronische Lebererkrankungen.

Hormonersatztherapie in den Wechseljahren

Bereits Jahre vor der Menopause führt der zunehmende Östrogenmangel zu einem kontinuierlichen Knochenverlust. Ohne Hormonersatz verliert die Frau nach der Menopause jährlich durchschnittlich ein bis drei Prozent Knochenmasse.

Auch Magnesiummangel kann zum Knochenschwund beitragen. Ein solcher Mangel kann durch eine Blutuntersuchung nachgewiesen werden; man sollte ihn durch entsprechende Tabletten ausgleichen.

Eine Frau in der Menopause steht daher vor der weit reichenden Entscheidung, ob sie den Östrogenmangel mit Tabletten-, Spritzen- oder aber in Pflasterform ausgleichen will. Im Amerikanischen wird dafür der Begriff »HRT« (Hormone Replacement Therapy) verwendet. Diese wichtige Entscheidung sollte immer gemeinsam mit dem Frauenarzt diskutiert und getroffen werden. Die Östrogenpräparate sind übrigens wesentlich niedriger dosiert als die Antibabypille.

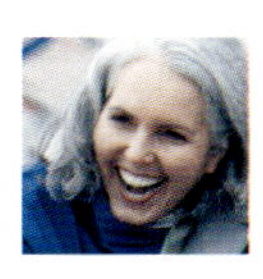

Info

Eine Hormonersatztherapie ist – nach genauer Abwägung aller Vor- und Nachteile – nicht nur für die Knochen sehr nützlich. Andererseits ist sie unsinnig, wenn nur die Knochendichte gesteigert werden soll: Hierfür stehen andere hochwirksame Medikamente, wie beispielsweise Bisphosphonate, zur Verfügung.

Wirkungsvolle Hilfe

Eine HRT hilft kurzfristig, die typischen Symptome der Wechseljahre, wie beispielsweise Hitzewallungen, trockene Schleimhäute, depressive Verstimmungen und andere Effekte des Östrogenmangels, zu mildern. Langfristig wird der Knochenschwund und die Osteoporose mit Knochenbrüchen verhindert oder zumindest deutlich reduziert. Studien haben belegt, dass Frauen bei langjähriger Östrogenzufuhr um die Hälfte weniger Knochenbrüche aufweisen als Frauen, die keine Hormone eingenommen haben. Gefäßerkrankungen wie Herzinfarkt oder Schlaganfall sollen ebenfalls seltener auftreten. Weiter wird ein geringeres Risiko für die Alzheimerkrankheit diskutiert, die meist um das 50. Lebensjahr auftritt. Auch bei Patienten mit einem Anfallsleiden (Epilepsie) kann es unter einer Östrogen- und Progesterongabe zu einer Verbesserung der Krankheit kommen.

Risiken klären

Die zusätzliche Einnahme eines Gestagens ist erforderlich, um bei Frauen mit intakter Gebärmutter einem erhöhten Risiko von Endometriosen (versprengte Gebärmutterschleimhaut, beispielsweise in der Bauchhöhle) oder Tumoren der Gebärmutterschleimhaut entgegenzuwirken.

Es ist allerdings nicht auszuschließen, dass ein langjähriger Hormonersatz (länger als fünf Jahre) bei Risikopatienten (mit familiärer Belastung) mit einer geringen Anhebung des Brustkrebsrisikos verbunden ist. Eine Mammografie vor Beginn der HRT mit jährlichen Kontrollen sowie Untersuchungen durch den Frauenarzt minimieren dieses Restrisiko. Einige Experten nehmen an, dass durch die Östrogengabe nur bereits vorhandene, aber noch nicht erkennbare Krebsgeschwulste der Brust zum Vorschein kommen. Brustspannen, Schwere in den Beinen oder Gewichtszunahme sind häufige subjektive Beschwerden, die zum Abbruch der Hormonersatztherapie führen. Als Kontraindikationen werden eine verstärkte Thromboseneigung, Lungenembolie, Nachweis einer Brustkrebserkrankung in der nahen Verwandtschaft, Bluthochdruck und chronische Lebererkrankungen angesehen. Auch bestimmte Krankheiten, wie z. B. Migräne und Gallenblasenerkrankungen, können durch Östrogene verschlimmert werden.

Die Einnahmedauer von Östrogenen

Bei Frauen unmittelbar nach der Menopause wird die zyklische Behandlung (Einnahmezyklus wie bei einer Antibabypille) empfohlen, bei älteren Frauen, wenn also keine Regelblutung mehr gewünscht wird, die kontinuierliche Einnahme. Die Dauer der Östrogeneinnahme ist eine individuelle Entscheidung jeder Frau. Zur effektiven Verhütung einer Osteoporose wird mindestens eine Dauer von 10 bis 15 Jahren empfohlen. Je länger die Therapie andauert, desto länger hält der Knochenschutz an. Auch nach einem Alter von 75 Jahren kann noch mit einer HRT begonnen werden, sie muss aber sehr langsam einsetzen, um unerwünschte Nebenwirkungen zu vermeiden. Sobald die HRT eingestellt wird, beginnt erneut der Knochenabbau.

Obwohl die Vorzüge der HRT bekannt sind, lehnen zahlreiche Frauen die Behandlung ab. Es wird angenommen, dass nur 10 bis 20 Prozent aller Frauen nach der Menopause bereit sind, Östrogene zu nehmen. Wir wissen auch nicht, wie viele Frauen Östrogene wirklich länger als fünf bis zehn Jahre einnehmen – der minimale Behandlungszeitraum zur Vermeidung von osteoporotischen Knochenbrüchen.

Es ist bekannt, dass gegen einen langzeitigen Hormonersatz erhebliche Vorurteile und Abneigungen bestehen. Eine zeitintensive Beratung der Frauen mit sorgfältiger Aufklärung über alle Aspekte ist daher notwendig. Insgesamt scheinen die Vorteile einer Östrogengabe die wenigen Nachteile zu überwiegen. Wichtig ist, dass die Frau fachärztlich beraten und untersucht wird (einschließlich Mammografie).

Wenn Sie Hormone einnehmen, sollte dies immer langfristig geschehen. Empfohlen werden mehr als zehn Jahre. Denn: Setzen Sie die Hormone bereits nach wenigen Jahren ab, beginnt auch der Knochenschwund schnell wieder.

Eine große amerikanische Studie an 16 600 Frauen hat gezeigt, dass die Gefahr für Herzinfarkt, Schlaganfall und Brustkrebs unter einer Östrogentherapie sogar steigt. Vor allem eine lange Einnahme über fünf bis zehn Jahre hinweg erwies sich als problematisch. Die Folgerung wäre: Nutzen Sie keine Östrogen-/Gestagenpräparate, um einer chronischen Erkrankung vorzubeugen.

Pflanzliche Östrogene

Pflanzliche Östrogene können zwar Beschwerden der Wechseljahre positiv beeinflussen, ihre Wirkung auf das Knochenbruchrisiko ist aber noch nicht belegt.

Unter »Phytoöstrogenen« versteht man natürliche Östrogene, die in Pflanzen vorkommen. Vor allem in der Sojabohne, in bestimmten Erbsen- und Bohnenarten, in Milch und Bier sind Isoflavone und Lignane gespeichert, die in Phytoöstrogene umgewandelt werden. Diese Substanzen sind 1000-mal schwächer als medikamentöse tierische Östrogene; trotzdem haben sie einen positiven Einfluss auf die lästigen Symptome der Menopause. Ein weiterer Vorteil ist, dass sie wie Östrogen auf den Körper einwirken, aber keine tumorauslösende Wirkung haben sollen. Das Genistein der Sojabohne hat sogar eine schützende Wirkung gegen Krebserkrankungen. Genistein blockiert offensichtlich Schlüsselenzyme, die normale Zellen in Krebszellen umwandeln. Es ergeben sich immer mehr Hinweise, dass der Genuss der Sojabohne sowohl vor Osteoporose als auch vor Krebserkrankungen schützen kann.

SERMS – maßgeschneiderte Östrogene

In den vergangenen Jahren wurden immer mehr östrogenartige Substanzen, »Antiöstrogene«, eingesetzt. Es handelt sich dabei um Substanzen, die noch einige Wirkungen des Östrogens haben, nicht aber dessen Nebenwirkungen verursachen; die genaue Bezeichnung lautet »Östrogen-Rezeptor-Agonisten/Antagonisten«. Im amerikanischen Sprachgebrauch werden sie deshalb selective estrogen receptor modulators (SERMS) genannt.

SERMS haben nur noch ausgesuchte Wirkungen des Östrogens und werden in Zukunft in vielen Bereichen der Medizin eingesetzt werden.

Beispiel Tamoxifen

Bei Frauen mit Brustkrebserkrankungen wird z. B. Tamoxifen eingesetzt. Es wirkt wie ein Antiöstrogen auf das Brustgewebe, aber wie ein Östrogen auf andere Organe. Studien haben gezeigt, dass gestreute Tumorzellen des Brustkrebses, die noch Östrogenrezeptoren auf der Zelloberfläche haben, durch Tamoxifen in ihrem Wachstum gebremst werden. Dagegen verhält sich Tamoxifen wie

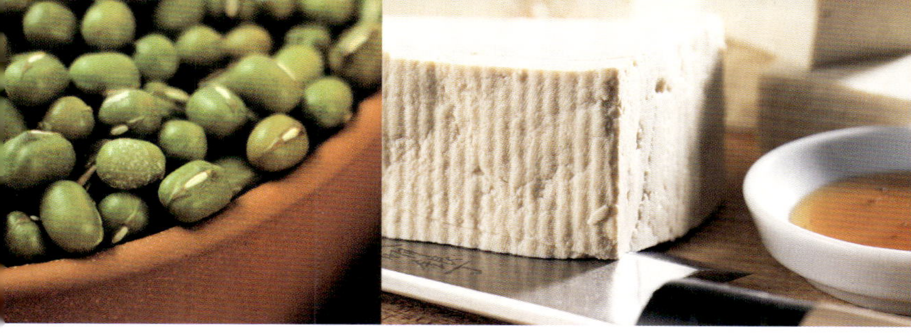

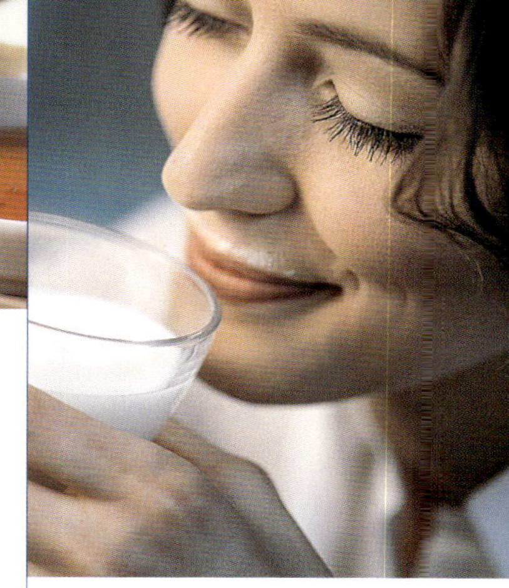

ein Östrogen in seiner Wirkung auf Knochen, Leber und Fettstoffwechsel. Diese positive Wirkung auf den Knochen wurde mit dem so genannten Raloxifen weiterentwickelt. Es hat keine Wirkung auf das Brustgewebe und die Gebärmutter, aber positive Wirkung auf Knochen und Fettstoffwechsel. Es gibt keine unregelmäßigen Blutungen mehr; auch andere Unannehmlichkeiten wie Brustspannung oder Wassereinlagerungen werden nicht beobachtet.

Natürliche Östrogene aus Lebensmitteln wie Bohnen, Sojaprodukten (z. B. Tofu) und Milch können dazu beitragen, Beschwerden in den Wechseljahren zu lindern.

Beispiel Raloxifen (Evista®)

Eine weltweite Studie zeigte, dass Raloxifen das Risiko für das Neuauftreten eines Wirbelkörperbruchs im Vergleich zur Plazebogruppe halbiert (MORE-Studie). Auch das Risiko, an Brustkrebs zu erkranken, nimmt unter Raloxifen deutlich ab. Raloxifen ist für die Vermeidung der postmenopausalen Osteoporose bereits zugelassen und stellt eine gute Therapiemöglichkeit dar. Damit eröffnen sich neue Therapieansätze zur Osteoporosevorbeugung und Verminderung des Risikos für Herz- und Kreislauferkrankungen, ohne sich zugleich den risikobehafteten und lästigen Nebenwirkungen eines Hormonersatzes aussetzen zu müssen. Als Empfehlung gilt die dauernde Einnahme von 60 Milligramm Raloxifen täglich, ergänzt um eine Kalzium- und Vitamin-D-Gabe.

Raloxifen hat eine dreifach positive Wirkung: Es stärkt den Knochen, mindert das Brustkrebsrisiko und senkt den Cholesterinspiegel (was wiederum Herzinfarkt und Schlaganfall vorbeugt).

Parathormon – effektiver Knochenbau

Täglich unter die Haut gespritzt, steigert das Parathormon deutlich den Knochenanbau und damit die Knochendichte. Breit angelegte klinische Studien hierzu verliefen ausgesprochen viel versprechend; mit einer Zulassung des Parathormons für die Behandlung von Osteoporose durch die Bundesgesundheitsbehörden ist daher in absehbarer Zeit zu rechnen.

Leptin – ein neues Hormon

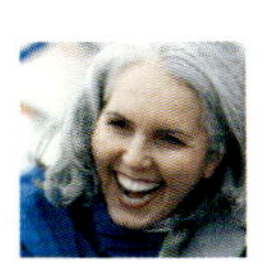

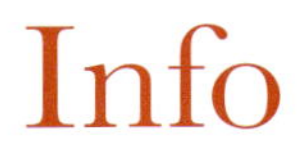

Neue Hormone und Wachstumsfaktoren sind bereits in der Behandlung der Osteoporose getestet und werden eine erfolgreiche Therapie in Zukunft wesentlich erleichtern.

In den letzten Monaten kam vor allem das Hormon Leptin in die Diskussion über Entstehung und Behandlung der Osteoporose. Seine Funktion geht wohl weit über die Rolle eines Sättigungshormons hinaus. Dieses von Fettzellen gebildete Hormon beeinflusst den Zuckerstoffwechsel und die Produktion von Geschlechtshormonen. Dass ein Mangel an Geschlechtshormonen den Knochenabbau steigert, ist schon länger bekannt, während Übergewicht ihn hemmt. Dies lässt vermuten, dass Knochenmasse, Körpergewicht und Keimdrüsen von einem gemeinsamen Regelkreis im Gehirn gesteuert werden. Alles spricht dafür, dass Leptin den Aufbau von Knochengewebe hemmt. Forscher hoffen, dass durch Beeinflussung des Leptinspiegels oder dessen Rezeptoren eine neue Behandlungsform für Osteoporose gefunden wird.

Hoffnung Wachstumsfaktoren

Wachstumsfaktoren werden vor allem von Zellen des Knochenmarks produziert und regeln die Vermehrung, die Funktion und das Zusammenspiel der Knochenzellen. Es gibt verschiedene Regulatoren der Knochenbildung, z. B. Parathormon, Osteoprotegerin, Insulin, Wachstumshormon und Kortison. Sie wirken, indem sie die Produktion von Wachstumsfaktoren in bestimmten Knochenzellen stimulieren. In einer klinischen Studie konnte bereits mit der Gabe eines solchen Wachstumsfaktors die Knochenbildung gesteigert werden. Man hofft nun, zukünftig mit der Gabe maßgeschneiderter Wachstumsfaktoren die verschiedenen Formen der Osteoporose gezielt behandeln zu können.

Statine – Fettsenker und Knochenstärker

Statine werden erfolgreich gegen zu hohe Fett- und Cholesterinwerte im Blut eingesetzt. Frauen, die wegen zu hoher Fette mit Statinen behandelt wurden, zeigten überraschenderweise eine höhere Knochendichte und ein niedrigeres Knochenbruchrisiko als vergleichbare Frauen ohne Behandlung. Neue weiterführende Versuche belegen in der Tat, dass Statine auch die Lebenszeit der knochenabbauenden Zellen (Osteoklasten) verkürzen und damit den Knochenabbau hemmen.
Wenn sich der positive Effekt von Statinen auf den Knochen auch in klinischen Studien bestätigen sollte, dann wären sie eine effektive Substanz gegen Arteriosklerose und gleichzeitig gegen Knochenschwund.

Die Osteoporose des Mannes ist häufig durch Testosteronmangel bedingt. Testosteron kann problemlos in Pflasterform substituiert werden.

Testosterontherapie beim Mann

Tritt ein auffallender Knochenschwund bei einem jungen Mann auf, so muss vor allem an eine sekundäre Osteoporose gedacht werden. Infrage kommen eine Glasknochenkrankheit und ein Mangel an Sexualhormonen (Hypogonadismus). Die Therapie der Wahl bei Testosteronmangel oder Hypogonadismus ist der frühe Beginn der Behandlung mit dem männlichen Sexualhormon Testosteron. Sie kann mit anderen Medikamenten zum Wiederaufbau der Knochendichte kombiniert werden. Vor Therapiebeginn muss ein Prostatakarzinom ausgeschlossen sein.

Ein Prostatakarzinom, also eine Krebsgeschwulst der Vorsteherdrüse, wird über erhöhte Werte des PSA (prostataspezifisches Antigen) im Blut nachgewiesen.

Anabolika für den Muskelaufbau

Ihr möglicher Nutzen bei Osteoporose ist seit langem bekannt. Die muskelaufbauende und damit kraftfördernde Wirkung der Anabolika bewirkt indirekt eine Knochenstabilisierung und eine direkte Wirkung auf die knochenaufbauenden Zellen. Sinnvoll ist die Anwendung der Anabolika daher bei muskelschwachen bis hin zu kachektischen (ausgezehrten) Patienten, bei denen eine Muskelstärkung angestrebt wird. Die Anabolika werden einmal monatlich intramuskulär verabreicht, die Behandlungszeit sollte auf drei Jahre begrenzt sein. Mögliche Nebenwirkungen wie Virilisierung (Vermännlichung) der Frau oder Leberschäden müssen bedacht werden. Bei Männern muss mit einer Beeinträchtigung der Sexualfunktion gerechnet werden. Vor einer Therapie bei Männern muss eine Prostatakrebserkrankung ausgeschlossen sein, da dieser Tumor durch Anabolika aktiviert werden kann.

Fluoride in der bisher verwendeten Dosis sind nicht mehr zu empfehlen, da sie schwere Nebenwirkungen erzeugen können und einen qualitativ minderwertigen Knochen bewirken. Somit sinkt das Knochenbruchrisiko unter Fluoridtherapie nicht – trotz einer Zunahme der Knochendichte.

Fluoride – nicht mehr erste Wahl

Fluoride werden zwar wegen des günstigen Preises im großen Umfang bei Osteoporose eingesetzt, ihr Wert ist aber umstritten. Übereinstimmung besteht darin, dass Fluoride über eine Stimulierung der Osteoblasten (knochenaufbauende Zellen) zu einer Zunahme der Knochenmasse führen. Jedoch ist die mechanische Belastbarkeit des neu gebildeten Knochens mangelhaft. Eine hohe Dosierung der Fluoride führt zwar zu einer messbar hohen Knochendichte, die Wirbelkörperbrüche nehmen aber trotzdem nicht ab. Zusätzlich wurden schwer wiegende Nebenwirkungen wie Gelenkbeschwerden und Knochenschmerzen beobachtet. Neue Studien bevorzugen daher niedrigere Dosierungen zusammen mit Vitamin D und Kalzium. Künftig werden Fluoride durch das Parathormon, einen extrem potenten Knochenanbauer, ersetzt.

Kalzitonin – kaum noch im Einsatz

Kalzitonin ist ein normal vorkommendes Hormon im Knochenstoffwechsel und der Gegenspieler des Parathormons: Es hemmt die Osteoklasten (knochenabbauende Zellen). Kalzitonin kann entweder unter die Haut gespritzt oder über ein Nasenspray aufgenommen werden. Ein Anstieg der Knochendichte und eine Abnahme von Wirbelkörperbrüchen konnte in mehreren Studien gezeigt werden, vor allem bei Patienten mit erhöhtem Knochenabbau. Eine längere Anwendung wird aber durch Nebenwirkungen wie Hitzegefühl bis hin zum Erbrechen deutlich eingeschränkt. Die Anwendung von Nasenspray führt häufig zu Irritationen der Nasenschleimhaut. Die eigentlichen Haupteinsatzgebiete des Kalzitonins bestehen heute im schnellen Ansprechen des Knochenschmerzes bei Wirbelkörperbrüchen. Ihr Einsatz ist aber durch die einfachere Anwendung (als Tablette oder Infusion) der Bisphosphonate weitgehend verschwunden.

Bisphosphonate – einfach und effektiv

Eine neue Ära der Behandlung von Knochenkrankheiten begann vor ungefähr 15 Jahren mit der Einführung der so genannten Bisphosphonate. Diese Substanzen werden exklusiv auf der Oberfläche des Knochens angereichert und hemmen effektiv und sicher die Osteoklasten und damit den Knochenabbau. Bisphosphonate werden daher bereits seit langem bei Morbus Paget und bei Patienten mit Knochenmetastasen eingesetzt. Sie stoppen nicht nur die Knochenzerstörung, sondern hemmen auch das Tumorwachstum im Knochen und Knochenmark.

Positive Knochenbilanz wird gefördert

Bei der Osteoporose hemmen Bisphosphonate den Knochenabbau ohne negativen Einfluss auf den Knochenaufbau und führen damit zu einer kontinuierlich positiven Knochenbilanz über viele Jahre. Spongiöse wie kompakte Knochen nehmen gleichermaßen an Dichte zu. Der langjährige Einbau von Bisphosphonaten in den Knochen hat keinen negativen Einfluss auf die Knochenqualität. Das Argument eines »eingefrorenen« Knochens unter der

Info

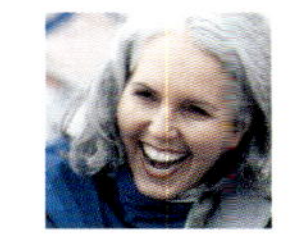

Die Einführung der Bisphosphonate hat die Prävention und Therapie von Knochenkrankheiten revolutioniert. Damit können heute etwa 90 Prozent aller Knochenkrankheiten behandelt werden. Die Bisphosphonate lagern sich auf der Knochenoberfläche ab und hemmen die knochenabbauenden Zellen.

Gabe von Bisphosphonaten ist nicht haltbar, da immer noch ein Basisumbau erfolgt.

Die neuen Bisphosphonate wie Alendronat oder Risedronat belegen in großen Studien, dass sie sowohl die Knochendichte innerhalb eines Jahres deutlich anheben als auch das Knochenbruchrisiko um die Hälfte senken. Bei Therapieversagen ist daher zu prüfen:

- Liegen Messungenauigkeiten vor (verschiedene Geräte, Messfehler)?
- Wird die Einnahme nicht durchgehalten?
- Gibt es Resorptionsprobleme?
- Werden Einnahmevorschriften missachtet?

Die neue Generation der Bisphosphonate

Mineralisationsstörungen treten bei den neuen Bisphosphonaten nicht mehr auf. Durch die Veränderung der Seitenketten des Moleküls wurden inzwischen Bisphosphonate entwickelt, die bis zu 20000fach potenter sind als diejenigen der ersten Generation, und ein Ende dieser erfreulichen Entwicklung ist noch nicht abzusehen. Zugelassene Bisphosphonate können inzwischen als Tablette oder in bestimmten Situationen als Kurzinfusion verabreicht werden.

Alendronat (Fosamax® 10mg, Fosamax® einmal wöchentlich 70 mg)

Dieses moderne Aminobisphosphonat wurde inzwischen an 17000 Patienten in klinischen Studien erfolgreich getestet und 3,5 Millionen Osteoporosepatienten in über 90 Ländern verschrieben. In Deutschland ist Alendronat zur Therapie der postmenopausalen Osteoporose bei Frauen und zur Therapie der Osteoporose bei Männern zugelassen. In den USA ist Alendronat außerdem für die Prävention der postmenopausalen Osteoporose sowie zur Behandlung der kortisoninduzierten Osteoporose bei Frauen und Männern zugelassen. Die orale Gabe von täglich zehn Milligramm Alendronat führt innerhalb von ein bis drei Jahren zu einer Knochenzunahme von fünf bis acht Prozent. Etwa 95 Prozent aller Patientinnen haben auf die Therapie mit Alendronat angesprochen. Die Verträglichkeit war in klinischen Studie vergleichbar mit der eines Plazebos (Scheinmedikament). Das Risiko für Wirbelkörperbrüche konnte innerhalb eines Jahres um 59 Prozent, das für Schenkelhalsbrüche innerhalb von 18 Monaten sogar um 63 Prozent gesenkt werden. Mehr als die Hälfte der Knochenbrüche konnte daher vermieden werden. Auch Schmerzreduktion und Zunahme der Mobilität waren unter Alendronat nachweisbar.

Vergleichbare Ergebnisse konnten außerdem bei Männern und bei der kortisoninduzierten Osteoporose gezeigt werden. Diese Ergebnisse belegen mehrere große internationale Studien. Als Durchbruch in der Akzeptanz der oralen Bisphosphonate ist die Wochentablette mit 70 Milligramm Alendronat (Fosamax® einmal wöchentlich 70 mg) einzustufen – sie hat die gleiche Wirkung und geringere Nebenwirkungen im Vergleich zur täglichen Einnahme.

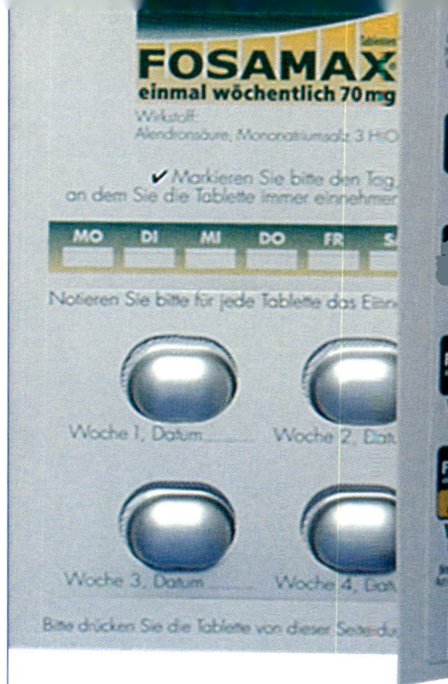

Lassen Sie sich aus der Vielzahl der heute zur Verfügung stehenden Medikamente gegen Osteoporose die für Sie ideale Kombination durch einen erfahrenen Facharzt zusammenstellen.

Risedronat (Actonel® 5mg, Actonel® einmal wöchentlich 35mg

Ähnliche günstige Ergebnisse sind auch mit Risedronat in großen internationalen Studien an 15000 Patienten erzielt worden. Vor allem an der Lendenwirbelsäule nahm die Knochendichte bei einer Gabe von täglich fünf Milligramm Risedronat bereits nach einem Jahr um vier bis fünf Prozent zu. Das Knochenbruchrisikos im Bereich der Wirbelsäule nahm bereits nach einem Jahr bis zu 59 Prozent ab. Auch bei Frakturen außerhalb der Wirbelsäule konnte eine deutliche Abnahme des Frakturrisikos nachgewiesen werden.

Die Verträglichkeit war in klinischen Studien vergleichbar mit einem Plazebo, selbst bei Patienten mit Magen-Darm-Problemen. Die Wirksamkeit ist auch bei kortisoninduzierter Osteoporose dokumentiert. Das Medikament ist in den USA und in Europa bei der postmenopausalen und der steroidinduzierten Osteoporose zugelassen. In den USA ist es auch für die Therapie der Osteoporose des Mannes zugelassen. Mittlerweile gibt es auch wie bei Alendronat eine Wochentablette.

Etidronat (Didronel Kit®)

Etidronat als Bisphosphonat der ersten Generation ist zwar noch für die Therapie der postmenopausalen Osteoporose zugelassen, wird heute aber zunehmend von den modernen stickstoffhaltigen Bisphosphonaten verdrängt.

Ibandronat (Bondronat®), Clodronat (Ostac®, Bonefos®), Pamidronat (Aredia®), Zoledronat (Zometa®)

Infusionen von Ibandronat oder Zoledronat– den neuesten im Handel erhältlichen Bisphosphonaten – werden derzeit bezüglich der Optimierung von Dosierung und Intervall in Studien geprüft. Auch als tägliche Tablette wird Ibandronat in der Behandlung der Osteoporose getestet. Weitere langjährig erprobte Bisphosphonate sind Pamidronat und Clodronat, die ihre Zulassungen vor allem bei Krebskrankheiten des Knochens haben; bei entsprechender klinischer Situation können sie aber auch in niedrigerer Dosierung bei Osteoporose eingesetzt werden. Dieser Einsatz sollte aber nur in Absprache mit Osteoporosezentren und nach Aufklärung des Patienten erfolgen.

Die modernen Bisphosphonate haben die Behandlung der Osteoporose revolutioniert. Vor allem die wöchentliche Verabreichung von Alendronat (Fosamax® einmal wöchentlich 70 mg) ist für Patienten sehr angenehm. In einer großen Befragung entschieden sich neun von zehn Patienten für die Wochentablette.

Wirkungsvoll einsetzbar

Bisphosphonate haben im Gegensatz zum Östrogen den Vorzug, dass sie bei entsprechender Indikation und Zulassung bei Frauen und Männern jeden Alters verabreicht werden können. Auch eine kombinierte Therapie mit Östrogenersatz oder Raloxifen in der Menopause ist problemlos und hoch effektiv. Bisphosphonate sind allerdings schwer resorbierbar (nur ein Prozent). Dieser Nachteil wird heute durch sehr wirksame Weiterentwicklungen (Aminobisphosphonate) ausgeglichen. Gegenüber dem ersten Bisphosphonat, dem Etidronat, sind die neuesten bis zu 20000-mal wirksamer. Früher musste man ein Bisphosphonat grammweise geben, heute reichen wenige Milligramm. Der Großteil der resorbierten Menge wird innerhalb von Stunden auf der Oberfläche des Knochens abgelagert und bleibt dort über Jahre bis Jahrzehnte nachweisbar. Bisphosphonate sind daher extrem knochenspezifische Medikamente. Ein nennenswerter Ab- oder Umbau in der Leber findet nicht statt, sodass eine gefährliche Interaktion mit anderen Medikamenten nicht auftritt. Nebenwirkungen sind selten, wenn die Einnahmevorschriften eingehalten werden.

Medikamentöse Osteoporosetherapie

Kalzium

1000 mg sollen täglich mit der Nahrung, in Mineralwasser und/oder als Tabletten zugeführt werden.

Vitamin D

1000 I.E. (internationale Einheiten) werden täglich als Tablette zum Essen eingenommen.

Bisphosphonate in Tablettenform

- *Alendronat (Fosamax® einmal wöchentlich 70 mg)*

70 mg werden wöchentlich auf nüchternen Magen eingenommen (siehe Beipackzettel).

- *Alendronat (Fosamax® 10mg)*

10 mg werden täglich auf nüchternen Magen eingenommen (siehe Beipackzettel).

- *Risedronat (Actonel® 5mg)*

5 mg werden täglich auf nüchternen Magen eingenommen (siehe Beipackzettel).

- *Risedronat (Actonel® einmal wöchentlich 35 mg)*

35mg werden wöchentlich auf nüchternen Magen eingenommen (siehe Beipackzettel).

- *Etidronat (Didronel Kit®)*

400 mg täglich werden zyklisch (14 Tage lang alle 3 Monate) auf nüchternen Magen eingenommen (siehe Beipackzettel).

Alternative Bisphosphonate als Infusion (noch keine Zulassung für Osteoporose)

- *Ibandronat (Bondronat®)*

2-mg-Infusion oder 2-mg-Injektion vierteljährlich

- *Pamidronat (Aredia®)*

30-mg-Infusion vierteljährlich

- *Zoledronat (Zometa®)*

2-mg-Infusion vierteljährlich oder 4-mg-Infusion jährlich

Raloxifen (Evista®)

60 mg werden täglich (nicht zwingend nüchtern) eingenommen.

Hormonersatztherapie

Zur Prävention der postmenopausalen Osteoporose kann eine Substitution mit Östrogen bzw. Östrogen/Gestagen (Tabletten, Hormonpflaster, Gel) in Absprache mit dem behandelnden Frauenarzt durchgeführt werden. Testosterongabe (Spritzen, Pflaster) ist beim Mann mit Hormonmangel sinnvoll.

Aktives Vitamin D

Aktive Vitamin-D-Metaboliten wie Alfacalcidol (0,5 bis 1,0 µg) oder Calcitriol (0,5 µg) täglich in Tablettenform werden vor allem bei bestimmten sekundären Osteoporosen (bei Nieren- oder Lebererkrankungen) eingesetzt.

Fluorid

Die zusätzliche Gabe von Natriumfluorid in geringen täglichen Dosen wird zurzeit in wissenschaftlichen Studien untersucht. Eine höher dosierte Gabe (50 bis 70 mg täglich) ist wegen der Gefahr der Überdosierung nicht mehr zu empfehlen.

Kalzitonin

Kalzitonin ist bei Verwendung von Bisphosphonaten nicht mehr notwendig.

Parathormon

Parathormon wird täglich unter die Haut gespritzt.

Einnahmeempfehlungen

Für die Resorption und damit für die Wirkung der Bisphosphonate ist vor allem die nüchterne Einnahme ausgesprochen wichtig, da sie mit dem Kalzium der Nahrung eine unlösliche Verbindung eingehen würden. Für Alendronat und Risedronat wird die Einnahme der Tablette mit Leitungswasser eine halbe Stunde vor dem Frühstück in aufrechter Position empfohlen, um die Resorption sicherzustellen und etwaige Nebenwirkungen zu vermeiden. Die Tablette darf nicht mit Magensäure zurück in die Speiseröhre gelangen, da sie sonst die Schleimhaut schädigen könnte. Die wöchentliche Einnahme reduziert die Nebenwirkungen auf die Verdauungsorgane erheblich – bei gleichbleibender Wirkung auf die Knochendichte. Bei Funktionsstörung oder Entzündung der Speiseröhre sollte von Beginn auf eine Infusionstherapie umgestiegen werden. Zur Verhütung der Osteoporose wird bereits die jährliche Spritze eines potenten Bisphosphonats (»Geburtstagsspritze«) ernsthaft diskutiert.

Der unter den Bisphosphonaten gebildete Knochen ist qualitativ hochwertig und außerdem optimal belastbar. Die Dauer der Therapie beträgt ein bis drei Jahre – je nach Schwere der Osteoporose. Sie kann jedoch – abhängig vom Befund der Kontrollmessungen – wiederholt werden. Ein Nachlassen der Wirkung, selbst nach langjähriger Therapie, ist bisher noch nicht beobachtet worden.

Anwendungsdauer

Die optimale Dauer einer Bisphosphonattherapie ist noch nicht bekannt, sie sollte aber mindestens ein Jahr betragen und kann bis zu sieben Jahre lang problemlos erfolgen. Danach bestimmen Kontrollmessungen der Knochendichte den Zeitpunkt der Wiederaufnahme der Therapie. Mit Alendronat sind bereits Anwendungserfahrungen von bis zu zehn Jahren bekannt, ohne dass – die richtige Einnahme des Medikaments vorausgesetzt – nachteilige Effekte, wie beispielsweise Mineralisationsstörungen, aufgetreten wären. Die Knochendichte hat sich auch nach zehn Jahren noch verbessert.

Darüber hinaus ist eine begleitende Kalzium- und Vitamin-D-Gabe für die raschere Mineralisierung des neu gebildeten Knochens und zur Verhinderung einer erhöhten Ausschüttung des Parathormons grundsätzlich anzustreben.

Wirkungsvollste Knochenstabilisierung

Im Gegensatz zur Wirkung der Fluoride ist der neue Knochen unter Bisphosphonaten voll belastbar, elastisch und normal strukturiert. Unter Bisphosphonaten ist das Knochengewebe wohlgeordnet und »lamelliert«, während der Knochen unter einer Fluoridgabe in höherer Dosierung zwar vermehrt, aber geflechtartig und chaotisch angeordnet ist. Die Ursache: Bisphosphonate sind die derzeit effektivsten Medikamente zur Behandlung aller Formen der Osteoporose und beeinflussen die Knochenneubildung nicht negativ.

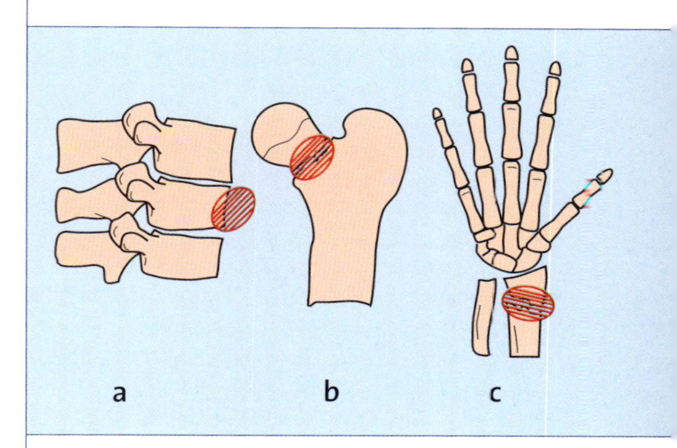

Knochenbrüche, die aufgrund einer Osteoporose entstehen, findet man besonders häufig an den Wirbelkörpern (a), dem Oberschenkelhals (b) sowie am Speichenknochen des Unterarms (c).

Knochenbruch – kein Grund zur Verzweiflung

Wer einen Knochenbruch durch Osteoporose erlitten hat, muss nicht verzweifeln. Es gibt mittlerweile viele medizinische Möglichkeiten, um die Heilung zu beschleunigen, und auch Sie selbst können eine Menge dazu beitragen:

- Um die Schmerzen zu lindern
- Um die Knochenheilung zu beschleunigen
- Um die Beweglichkeit wiederherzustellen
- Um die Muskeln wieder zu trainieren
- Um zukünftige Brüche zu vermeiden
- Um die Gesamtknochenmasse wieder anzuheben

Erste Schritte zu neuer Gesundheit

Besprechen Sie mit Ihrem Arzt ein Behandlungsprogramm, das genau auf Ihre Bedürfnisse und Ihre Situation zugeschnitten ist. Alle bereits beschriebenen Maßnahmen zur Vermeidung der Osteoporose sollten aber weiterlaufen. Zusätzlich müssen Sie lernen, mit der Diagnose »Osteoporose« zu leben, mit dem Schmerz

Die Behandlung der Osteoporose kostet uns in Deutschland mehr als 10 Milliarden €. Der größte Anteil (70 %) wird für die Versorgung von Komplikationen (Frakturen) ausgegeben und nur 7 % für effektive Medikamente zur Verhütung von Frakturen – eine verfehlte Gesundheitspolitik.

Das Frakturrisiko setzt sich aus drei klinischen Faktoren zusammen: der Fallneigung, der Knochendichte und bereits aufgetretenen Knochenbrüchen. Neben der Knochendichte ist auch die Knochenqualität ein wichtiger Faktor, der aber leider nur in einer Knochenbiopsie beurteilt werden kann.

umzugehen und die täglichen vertrauten Aktivitäten – zumindest allmählich – wieder aufzunehmen. All diese neuen Erfahrungen und Aufgaben lösen Sie am besten mit Ihrem Hausarzt, Ihrem ausgebildeten Therapeuten und Ihrem Krankengymnasten.

Oft finden Sie auch in Ihrer Familie oder in Selbsthilfegruppen psychischen und physischen Beistand, um Perioden des Schmerzes, der Niedergeschlagenheit oder der körperlichen Beeinträchtigung zu überstehen. Sie müssen lernen, wieder Optimismus und Tatendrang zu gewinnen und die Krankheit mit festem Willen und Geduld zu überwinden. Depressionen sind der größte Feind des Handelns. Allein das Gefühl, sich selbst aktiv in die Behandlung einzuschalten, und positive Zukunftsperspektiven unterstützen die Ausheilung auch dieser chronischen Erkrankung.

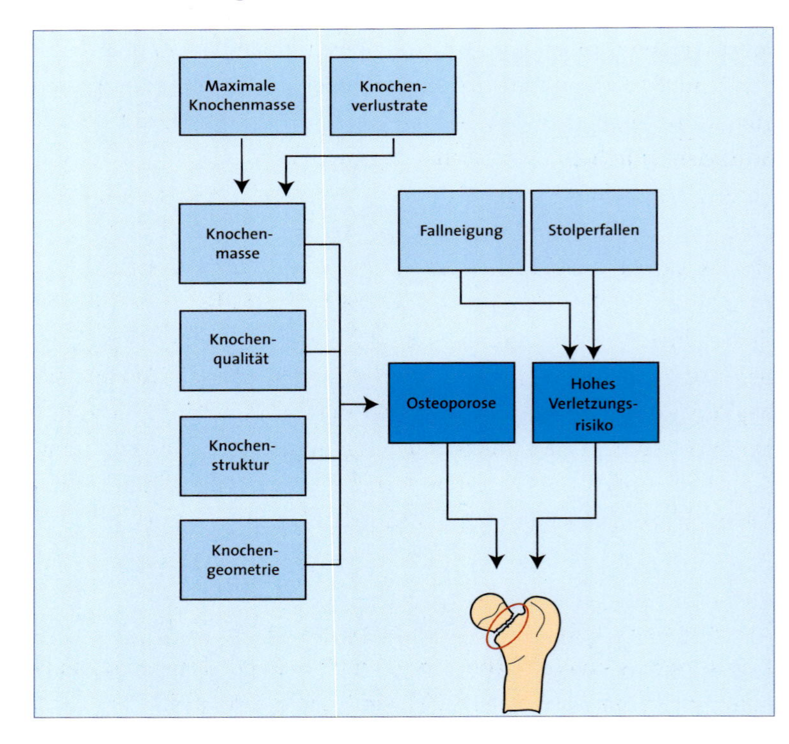

Fallneigung und Stolperfallen in der Wohnung bergen an sich schon ein gewisses Verletzungsrisiko. Trifft dies nun einen Patienten mit Osteoporose, bei dem Knochendichte und -qualität vermindert sind, dann ist die Wahrscheinlichkeit groß, dass ein Knochen bricht.

Spezialkliniken für Osteoporose

Inzwischen wurden in Deutschland mehrere Osteoporosekliniken eingerichtet, die schwerpunktmäßig für Patienten mit manifester Osteoporose (mit Knochenbrüchen) tätig sind. In erprobten Programmen wird die breite Palette physikalischer und krankengymnastischer Therapie sowie Patientenschulung durchgeführt. Nach der stationären Rehabilitation kann der Patient am Heimatort einer Selbsthilfegruppe beitreten, in der er weiter an der Stabilisierung seiner Knochen arbeitet und bei Fragen Hilfe erhält.

Oberschenkelhalsbrüche

Weit mehr als 100 000 Patienten erleiden in Deutschland jährlich einen Oberschenkelhalsbruch. Oberschenkelhalsbrüche haben schwer wiegende Konsequenzen, da sie in der Regel operativ versorgt werden müssen und oft mit einer Gehbehinderung verbunden sind. Die Rehabilitation muss vor allem auf eine gute Bewegungskoordination und auf die Vermeidung von Stolperfallen und Sturzrisiken achten. Vor allem beim ungebremsten Sturz auf die Seite, mit Aufprall des ungeschützt unter der Haut liegenden Oberschenkelknochens auf hartem Untergrund, steigt das Risiko eines Oberschenkelhalsbruchs um ein Vielfaches. Einen wirksamen Schutz stellen handflächengroße Kunststoffschalen dar, die in die Unterwäsche eingearbeitet sind und bei einem Sturz auf die Seite die Aufprallenergie flächenhaft verteilen. Gleichzeitig beginnt während der Rehabilitation das Muskeltraining, um vor allem eine möglichst schnelle Unabhängigkeit in der Bewältigung täglicher Aufgaben wiederzugewinnen. Die Ausheilung eines Oberschenkelhalsbruchs dauert ca. vier bis acht Monate.

Brüche der Wirbelkörper

Mehr als zwei Millionen Osteoporosepatienten in Deutschland haben bereits einen Wirbelkörperbruch erlitten. Ursachen dafür können falsches Lastentragen, Verdrehungen oder Stöße sein.

Info

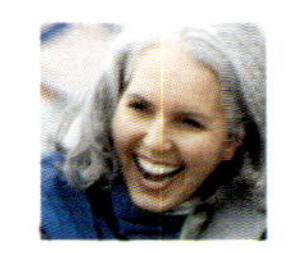

Die Heilung eines osteoporosebedingten Knochenbruchs muss rasch und in Zusammenarbeit mit Fachkräften verschiedener Disziplinen erfolgen. Operative Möglichkeiten verhindern eine Immobilisation des Patienten und seine Abhängigkeit von fremder Hilfe. Die Vertebroplastie (Kyphoplastie) wird eingesetzt zur Schmerzlinderung eingebrochener Wirbelkörper.

Wie groß ist Ihr Knochenbruchrisiko?

	Ja	Nein
■ Ich bin älter als 65 Jahre.	❑	❑
■ *Ich bin untergewichtig oder habe deutlich an Gewicht verloren.*	❑	❑
■ *Ich fühle mich schwach und krank.*	❑	❑
■ *Ich treibe keinen Sport und bewege mich wenig.*	❑	❑
■ Ich komme selten mehr als ein halbe Stunde täglich an die Sonne.	❑	❑
■ Mein Herzschlag in Ruhe ist höher als 80 Schläge pro Minute.	❑	❑
■ Ich verzehre selten Milch, Käse und Milchprodukte.	❑	❑
■ Ich bin auf Milchprodukte allergisch.	❑	❑
■ Ich esse selten frisches grünes Gemüse.	❑	❑
■ Ich esse mehrere Fleischgerichte pro Tag.	❑	❑
■ Ich salze meine Speisen regelmäßig.	❑	❑
■ Ich esse häufig Fastfood oder abgepackte Nahrungsmittel.	❑	❑
■ Ich verwende häufig und gern Zucker.	❑	❑
■ Ich trinke mehr als zwei Tassen Kaffee oder vier Tassen schwarzen Tee pro Tag.	❑	❑
■ Ich trinke mehr als zwei Dosen Coca Cola pro Tag.	❑	❑
■ Ich trinke mehr als zwei alkoholische Getränke pro Tag.	❑	❑
■ *Ich bin starker Raucher (mehr als eine Schachtel pro Tag).*	❑	❑
■ Ich war starker Raucher.	❑	❑
■ *Vater und/oder Mutter hatten einen Oberschenkelhalsbruch.*	❑	❑
■ *Bei mir wurde eine niedrige Knochendichte gemessen (–2,5 SD).*	❑	❑
■ *Ich hatte einen Knochenbruch nach dem 50. Lebensjahr.*	❑	❑
■ Ich habe »dritte« Zähne.	❑	❑
■ Ich habe eine schwache Muskulatur.	❑	❑

Wie groß ist Ihr Knochenbruchrisiko?

	Ja	Nein
■ Ich habe brüchige, dünne Fingernägel.	❑	❑
■ Ich habe oft Verdauungsprobleme (z. B. Blähungen, Durchfall).	❑	❑
■ Ich habe häufig nächtliche Beinkrämpfe.	❑	❑
■ Ich wurde am Magen oder Darm operiert.	❑	❑
■ *Ich habe eine Überfunktion der Schilddrüse.*	❑	❑
■ *Ich habe eine chronische Nieren- oder Lebererkrankung.*	❑	❑
■ *Ich bin Diabetiker.*	❑	❑
■ *Bei mir wurde ein niedriger Testosteronspiegel gemessen.*	❑	❑
■ *Ich musste länger als ein halbes Jahr Prednison (ein Kortisonpräparat) einnehmen.*	❑	❑
■ *Ich musste länger als ein halbes Jahr Heparin spritzen oder Marcumar® einnehmen.*	❑	❑
■ Ich musste länger als ein halbes Jahr Medikamente gegen Epilepsie einnehmen.	❑	❑
■ *Ich muss Tranquilizer oder Psychopharmaka einnehmen.*	❑	❑
■ Mir wird leicht schwindelig, wenn ich schnell aufstehe.	❑	❑
■ *Ich habe eine unregelmäßige Menstruation.*	❑	❑
■ Meine Eierstöcke mussten früh operativ entfernt werden.	❑	❑
■ Ich habe ein Kind gestillt.	❑	❑
■ Die Menopause trat bei mir vor dem 45. Lebensjahr auf.	❑	❑

Wenn Sie bei fünf kursiv gedruckten oder zehn normal gedruckten Fragen mit Ja geantwortet haben, dann tragen Sie ein hohes Risiko, in der Zukunft einen osteoporosebedingten Knochenbruch zu erleiden. Ein konsequentes Vorsorgeprogramm sollte mit dem Arzt besprochen und durchgeführt werden. Knochendichtemessungen mittels DXA (siehe dazu Seite 29ff.) in jährlichen Abständen sind unbedingt zu empfehlen.

Schmerzhafter Wirbelkörperbruch

Der Bruch eines oder mehrerer Wirbelkörper verursacht in der Regel einen plötzlichen, stechenden und anhaltenden Schmerz. Manchmal wird der Schmerz allerdings mit einer Muskelzerrung oder einem Bandscheibenvorfall verwechselt.

Brüche und Einbrüche der Wirbelkörper verformen die Wirbelsäule und begünstigen damit die Entstehung von schmerzhaften Gelenkschädigungen und Muskelverspannungen.

Schmerzloser Wirbelkörperbruch

Wirbelkörperbrüche können allerdings auch langsam ohne Schmerz verlaufen. Der Patient bemerkt nur, dass er kleiner wird oder dass ein Rundrücken (Kyphose) entsteht. Eine operative Versorgung ist nur sehr selten nötig, da die Gefahr einer Querschnittslähmung nur in den wenigsten Fällen gegeben ist. Nach einer akuten Phase (etwa zwei Wochen lang) mit gelockerter Bettruhe beginnt die Phase mit leichter Bewegung, physikalischer Therapie und Rehabilitation. Orthesen (orthopädische Prothesen, die die Wirbelsäule und Gelenke stützen und entlasten) und Mieder sollten möglichst nur kurze Zeit verwendet und mit dem Orthopäden abgesprochen werden. Sie dienen zur Schmerzlinderung und zur Vermeidung einer Kyphose (siehe Seite 39). Man sollte aber nicht vom Tragen einer Orthese abhängig werden, sondern die Rückenmuskulatur weiterhin aktiv trainieren. Die Ausheilung eines Wirbelkörperbruchs benötigt ungefähr zwei bis vier Monate.

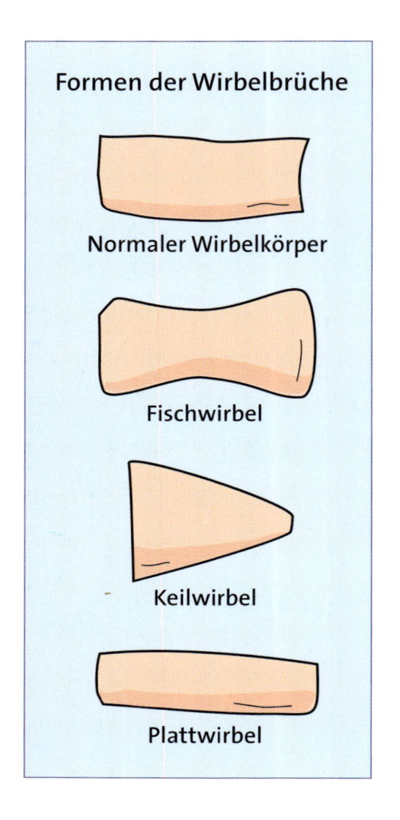

Unterarmbrüche

Ein Bruch des Unterarms (Radiusfraktur) ist der häufigste Knochenbruch vor dem 75. Lebensalter. Vor allem Frauen in der Zeit um die Menopause sind davon betroffen. Eine Radiusfraktur zwischen dem 40. und 60. Lebensjahr ist immer ein Warnzeichen für eine bestehende Osteoporose. Zur Abklärung ist eine Knochendichtemessung sinnvoll. Mit erheblicher Beeinträchtigung bei der Alltagsarbeit ist vor allem zu rechnen, wenn der dominante Arm betroffen ist, also der Arm, mit dem die meisten Tätigkeiten ausgeführt werden. Eine Schiene wird für sechs bis acht Wochen benötigt. Während dieser Zeit sind passive und aktive Übungen der Finger, der Hand, des Oberarms und der Schulter wichtig, um deren Beweglichkeit und Funktion zu erhalten.

Osteoporose bei Männern

Noch vor wenigen Jahren wurde Osteoporose als eine typische Erkrankung der Frau über 50 Jahre angesehen. Das stimmt nur bedingt: Männer sind zwar weitaus weniger betroffen, aber immer häufiger müssen Männer mit Osteoporose und Knochenbrüchen behandelt werden.

In letzter Zeit erkranken immer mehr Männer an Osteoporose und müssen dann ebenfalls konsequent mit Bisphosphonaten behandelt werden. Insgesamt leiden in Deutschland rund 5 Millionen Frauen und 800000 Männer an der Knochenkrankheit.

Ursachen

Die häufigste Ursache der Osteoporose beim Mann ist mit 30 Prozent ein länger bestehender Testosteronmangel. Eine Blutuntersuchung mit Bestimmung des erniedrigten Testosteronspiegels ist nötig, da diese Patienten gelegentlich eine normale Sexualfunktion und normal große Hoden aufweisen.
Testosteronmangel beim Mann ist in seiner Wirkung nicht mit dem Östrogenmangel der Frau gleichzusetzen. Er bewirkt zusätzlich zu dem auch beim Östrogenmangel bekannten gesteigerten Knochenabbau einen verminderten Knochenanbau und damit einen besonders schnellen Knochenschwund.

Die Osteoporose des Mannes verläuft anders als bei der Frau. Darauf muss auch bei der Behandlung Rücksicht genommen werden.

Seltenere Knochenbrüche bei Männern

Untersucht man Häufigkeit und Ort der Knochenbrüche bei Mann und Frau, so stellt man fest, dass sich junge Männer sowohl in ihrer Kindheit als auch in ihrer Jugend Arme und Beine sehr viel öfter brechen als Mädchen in der vergleichbaren Zeit. Dies ist verständlich, denkt man an die häufig höhere sportliche Aktivität, an den betonteren Kontakt- und Mannschaftssport und an die ausgeprägtere physische Kraft junger Männer. In der Zeit zwischen dem 35. und dem 60. Lebensjahr nimmt beim Mann die

Häufigkeit der Oberschenkelbrüche deutlich ab und erst nach dem 70. Lebensjahr wieder zu. Junge Frauen haben dagegen wesentlich seltener Arm- und Beinbrüche, dafür nehmen diese aber nach dem 45. Lebensjahr, also ab der Prämenopause, dramatisch zu. Vor allem die Wirbelkörperbrüche treten besonders häufig bei Frauen nach dem 55. Lebensjahr auf.

Die Erfahrung zeigt, dass immer mehr Männer an Osteoporose leiden, da sie in jungen Jahren durch Bewegungsmangel und Ernährungsfehler eine unzureichende maximale Knochendichte aufbauen.

Unterschiedlich große Knochenmasse

Der entscheidende Unterschied der Knochensituation zwischen Mann und Frau liegt in der maximalen Knochendichte und in der weiblichen Menopause. Der junge Mann hat durch seine normalerweise höhere physische Aktivität und Kalziumaufnahme eine größere maximale Knochenmasse – sie liegt ungefähr um 25 Prozent höher als bei der jungen Frau. Dazu trägt häufig auch die Neigung junger Frauen zu kalorienarmen Schlankheitskuren mit niedrigem Kalziumgehalt bei.
Auch der altersbedingte Knochenschwund nach dem 30. Lebensjahr verläuft beim Mann langsamer als bei der Frau: pro Jahr 0,3 Prozent Knochenverlust beim Mann und 0,8 Prozent bei der Frau. Der Mann wird also sowohl durch die höhere maximale Knochenmasse als auch durch einen späteren und geringeren altersbedingten Knochenschwund vor Brüchen geschützt.

Spongiöse Knochen sind besonders gefährdet

Warum treten bei der Frau bevorzugt Knochenbrüche des Handgelenks und der Wirbelkörper auf? Diese Skelettareale bestehen vor allem aus spongiösem Knochen (siehe dazu Seite 8), der bei einem Östrogenmangel nach der Menopause besonders stark abgebaut wird. Beim Mann fällt der Testosteronspiegel im Alter nur langsam ab, so dass es eine »männliche Menopause« mit einem abrupten Abfall des Sexualhormons nicht gibt. Frauen verlieren in ihrem Leben bis zu 40 Prozent ihres spongiösen Knochens, Männer dagegen nur 14 Prozent.

Die Veranlagung ist von Bedeutung

Die geringere Häufigkeit der Osteoporose bei Männern kann also zurückgeführt werden auf:

- Eine höhere Spitzenknochenmasse zum Zeitpunkt der Skelettreife in der Jugend
- Eine geringere Knochenverlustrate im weiteren Leben
- Das Fehlen einer hormonell bedingten Ursache (beim Mann tritt keine Menopause auf)
- Eine geringere Lebenserwartung

Testosteronmangel und zu viel Nikotin sind die wichtigsten Risikofaktoren beim Mann. Bei jeder schweren Osteoporose des Mannes muss eine sekundäre Osteoporose sorgfältig ausgeschlossen werden.

Osteoporosevorbeugung beim Mann

Um die Osteoporose des Mannes zu vermeiden, muss vor allem ein Kalzium- und Testosteronmangel ausgeglichen werden. Testosteron kann problemlos im Blut gemessen werden und bei erniedrigten Werten über Pflaster oder intramuskuläre Injektionen ausgeglichen werden. In einer Studie der Mayo-Klinik, USA, waren vor allem das Rauchen und ein übermäßiger Alkoholkonsum verantwortlich für eine Osteoporose bei Männern. Folgender Plan zur Vermeidung der Osteoporose beim Mann wird daher empfohlen:

- Sorgen Sie für eine Zufuhr von täglich 1000 bis 1500 Milligramm Kalzium und 1000 I. E. (internationale Einheiten) Vitamin D.
- Achten Sie darauf, dass Sie sich regelmäßig körperlich belasten (Ausdauersport etc.).
- Rauchen Sie nicht mehr.
- Vermeiden Sie übermäßigen Alkoholkonsum.
- Sprechen Sie bei Nachlassen der Sexualfunktion frühzeitig mit Ihrem Arzt darüber: Besteht ein Testosteronmangel?
- Erkundigen Sie sich, ob Medikamente, die Sie einnehmen müssen, zu den so genannten Knochenräubern gehören.

Risikofaktoren bei Männern

- Einnahme von Kortisonpräparaten
- Zu hoher Alkoholkonsum
- Nikotingenuss
- Zu geringe Produktion von Testosteron
- Nierensteine
- Lebererkrankungen
- Chronisch entzündliche Darmerkrankung (Morbus Crohn)
- Kalziumarme Ernährung
- Schilddrüsenüberfunktion
- Zu geringe körperliche Bewegung

Kalziumreiche Küche

Der Erfolg im Kampf gegen den Knochenschwund hängt mit von der Bereitschaft des Einzelnen ab, seinen Lebensstil zu überdenken und zu ändern. Das gilt auch für die Ernährung, die auf eine höhere Kalziumzufuhr und Vitaminreichtum ausgerichtet werden sollte. Wie abwechslungsreich und köstlich ein solcher Speiseplan aussehen kann, zeigen die Rezepte auf den folgenden Seiten.

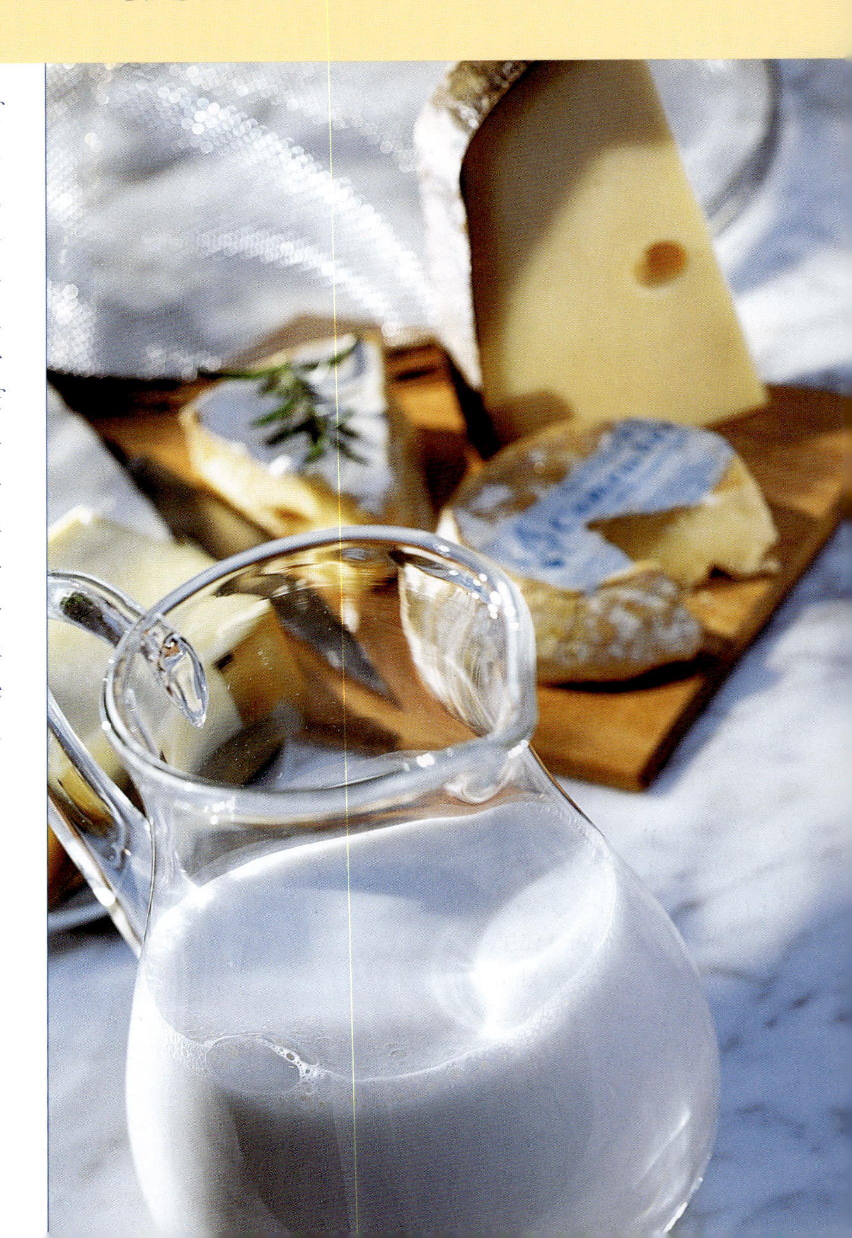

Das tut Knochen gut

Eine effektive Osteoporoseprophylaxe beginnt idealerweise in der Kindheit. Kalziumreiche Ernährung bietet das Baumaterial für gesunde Knochen; daher brauchen Kinder und Jugendliche auch bis zu viermal mehr Kalzium als Erwachsene. Aber es ist auch in höherem Alter noch nicht zu spät, seinen Speiseplan knochenbewusst umzustellen und mehr Kalziumreiches zu sich zu nehmen.

Der Kampf gegen Osteoporose ist nur zu gewinnen, wenn es gelingt, ein »Knochenbewusstsein« in der Bevölkerung zu etablieren!

Frisch und knackig

Salat »Italia« (für 2 Personen)

Zutaten 100 g Rucola • 100 g Champignons • 2 EL Olivenöl
1 EL Balsamicoessig • Jodsalz • frisch gemahlener Pfeffer aus der Mühle • 10 Kirschtomaten • 50 g Pecorino oder Parmesan

Zubereitung Rucola waschen, abtropfen lassen und grob zerkleinern, Champignons waschen, putzen und in Scheiben schneiden. Aus Öl, Essig, Salz und Pfeffer eine Marinade anrühren und über den Salat geben. Den Salat auf Tellern anrichten, Tomaten halbieren und rings um den Salat legen. Mit dem grob geriebenen Käse bestreuen.

Enthält pro Portion ca. 395 Milligramm Kalzium.

Rucola oder Rauke ist besonders reich an Kalzium, Kalium, Zink und Beta-Karotin. Im perforierten Plastikbeutel hält sie sich im Kühlschrank bis zu drei Tage lang.

Fitnesssalat (für 4 Personen)

Zutaten 250 g Emmentaler • 2 rote Paprikaschoten
1/2 Salatgurke • 1 Bund Radieschen • 5 Lauchzwiebeln
2 EL Sonnenblumenöl • 1 EL Essig • Jodsalz • frisch gemahlener Pfeffer aus der Mühle

Zubereitung Käse in kleine Würfel schneiden. Gemüse waschen, putzen und würfeln. Aus Öl, Essig, Salz und Pfeffer eine Marinade anrühren und alle Zutaten mischen. Gut durchziehen lassen.

Enthält pro Portion ca. 730 Milligramm Kalzium.

Bunte Frühlingsrohkost mit Dip (für 6 Personen)

Zutaten 370 g Romanasalat • 3 mittelgroße Möhren
1 Knolle Fenchel (ca. 350 g) • 1 Staude Bleichsellerie
2 Zucchini • 3 Tomaten • 1 mittelgroße Zwiebel • 2 Eigelbe
2 EL mittelscharfer Senf • 1 Becher saure Sahne • 3 EL Apfelessig • 1/2 TL Honig • Jodsalz • frisch gemahlener Pfeffer aus der Mühle • 1 Schalotte

Zubereitung Salat und Gemüse waschen, putzen und in Streifen bzw. Achtel schneiden. Für den Dip die Eigelbe, Senf und saure Sahne gründlich miteinander verrühren und mit Apfelessig, Honig, Salz und Pfeffer abschmecken. Die gewaschene Schalotte fein hacken und dazugeben. Den Dip in Portionsschälchen füllen und zu dem Gemüse servieren.

Enthält pro Portion ca. 175 Milligramm Kalzium.

Brokkoli enthält 105 Milligramm Kalzium pro 100 Gramm. Saison hat er von Juli bis Oktober. Blanchiert lässt er sich auch gut einfrieren und ist dann ein Jahr lang haltbar.

Warme Gerichte

Brokkoligratin (für 3 Personen)

Zutaten 600 g Brokkoli • 400 g mehlig kochende Kartoffeln
Jodsalz • frisch gemahlener Pfeffer aus der Mühle • 1 Messerspitze geriebene Muskatnuss • 250 ml Milch (1,5 % Fett)
1 Becher süße Sahne • 100 g geriebener Gouda oder Bel Paese

Zubereitung Brokkoli gründlich waschen, putzen und in mundgerechte Stücke schneiden. Kartoffeln waschen, schälen und in dünne Scheiben hobeln. Das Gemüse in eine feuerfeste Ofenform einschichten, mit Salz, Pfeffer und Muskatnuss würzen. Die Milch mit der süßen Sahne verrühren und über das Gemüse gießen. Den geriebenen Käse darauf streuen. Im Backofen bei 200 °C (Gas Stufe 3–4) etwa 45 Minuten lang garen, bis der Käse goldbraun geworden ist.

Enthält pro Portion ca. 565 Milligramm Kalzium.

Paprikaboot (für 2 Personen)

Zutaten 2 rote Paprikaschoten • 150 g Mozzarella 250 g Tomaten • 4 Blätter frisches Basilikum • 70 g geriebener Parmesan • 50 g Joghurt (3,5 % Fett) • Jodsalz • frisch gemahlener Pfeffer aus der Mühle

Zubereitung Paprikaschoten waschen, längs halbieren und putzen. Mozzarella und Tomaten würfeln. Basilikum waschen und fein schneiden. Mit geriebenem Parmesan und Joghurt vermischen, mit Salz und Pfeffer würzen. Die Masse in die Paprikahälften füllen. Für 15 Minuten bei 200 °C (Gas Stufe 3–4) überbacken.

Enthält pro Portion ca. 785 Milligramm Kalzium.

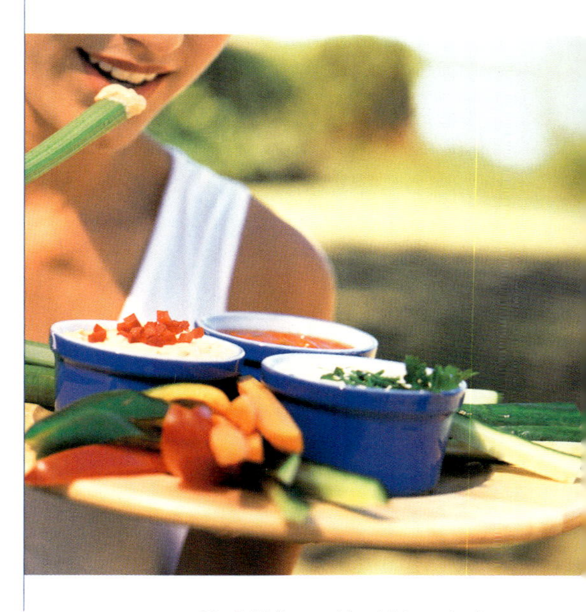

Die Frühlingsrohkost ist auch als gesunde Knabberei für Gartenpartys, Picknicks oder Badeausflüge geeignet, denn sie ist erfrischend und schmeckt Kindern wie Erwachsenen.

Hähnchencurry (für 4 Personen)

Zutaten 3 große Zwiebeln • 4 große Möhren
2 Äpfel • 500 g Hähnchenbrustfilet
2 EL Olivenöl • 1 EL Curry • Jodsalz
frisch gemahlener Pfeffer aus der Mühle
1 EL Zucker • 1 EL Instanthühnerbrühe
2 EL Rosinen • 1/2 TL Zimt

Zubereitung Zwiebeln abziehen und klein hacken, Möhren und Äpfel waschen, schälen und in Streifen schneiden. Hähnchenfleisch unter fließendem Wasser abspülen, trockentupfen und ebenfalls in Streifen schneiden. Alles in Olivenöl kräftig anbraten, den Curry daruntermischen, mit Salz und Pfeffer abschmecken. Den Zucker dazugeben und karamellisieren lassen. Mit 5 Esslöffeln Wasser ablöschen. Instantbrühe darüber streuen und unterrühren. Die Rosinen zugeben, mit Zimt abschmecken. Alles ca. 20 Minuten lang bei geringer Hitze kochen lassen.

Als Beilage zum Hähnchencurry passt am besten Reis.

Enthält pro Portion ca. 80 Milligramm Kalzium.

Tomaten-Kräuter-Nudeln mit Knoblauch (für 4 Personen)

Zutaten 250 g grüne Bandnudeln • Jodsalz • 1 EL Olivenöl 500 g Tomaten • 1 Knoblauchzehe • 2 Blätter Salbei 1 Bund Petersilie • 3 Eier • 1 Becher süße Sahne • 200 g geriebener Edamer • Cayennepfeffer • 25 g Butter

Zubereitung Nudeln in reichlich Salzwasser bissfest kochen, abgießen und mit dem Olivenöl vermengen. Tomaten waschen, die Stielansätze herausschneiden, das Fruchtfleisch würfeln. Die Knoblauchzehe abziehen, Salbei und Petersilie waschen und alles fein hacken. Nudeln mit Tomatenwürfeln, Knoblauch und Kräutern mischen. Die Eier gründlich mit der Sahne verschlagen, den geriebenen Edamer unterrühren, die Sauce mit Cayennepfeffer abschmecken. Nudeln in eine feuerfeste Form schichten und mit der Sauce übergießen. Die Butter in Flöckchen darauf geben. Den Auflauf bei 200 °C (Gas Stufe 3–4) etwa 40 Minuten lang überbacken.

Enthält pro Portion ca. 515 Milligramm Kalzium.

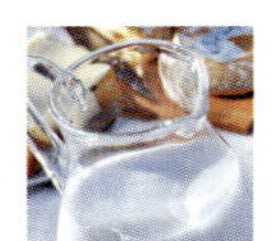

Info

Käse ist nicht gleich Käse! So viel Kalzium enthalten jeweils 100 Gramm:

- Emmentaler: 1100 mg
- Edamer: 800 mg
- Gouda: 800 mg
- Tilsiter: 750 mg
- Mozzarella: 400 mg

Käseauflauf (für 4 Personen)

Zutaten 4 Eier • 60 g Mehl • 250 g süße Sahne 250 ml Milch (1,5 % Fett) • 250 g geriebener Käse (Emmentaler, Edamer, Tilsiter oder Gouda) • Jodsalz • frisch gemahlener Pfeffer aus der Mühle • 1 Prise Paprikapulver

Zubereitung Eier trennen. Mehl mit der süßen Sahne, Milch und den Eigelben gründlich verschlagen, den geriebenen Käse zugeben. Mit Salz, Pfeffer und Paprikapulver abschmecken. Eiweiß zu sehr steifem Schnee schlagen und vorsichtig unter die Masse heben. Alles in eine gefettete Auflaufform füllen und für 10 Minuten bei 150 °C (Gas Stufe 1), dann für etwa 20 Minuten bei 210 °C (Gas Stufe 4) goldbraun überbacken.

Als Beilage eignen sich bunte Salate der Saison besonders gut.

Enthält pro Portion ca. 850 Milligramm Kalzium.

Gefüllte Auberginen (für 4 Personen)

Zutaten 2 mittelgroße Auberginen • Saft von 1 Zitrone
1 Bund Frühlingszwiebeln • 250 g Champignons • 1 EL Sonnenblumenöl • 1 Bund Petersilie • Jodsalz • frisch gemahlener Pfeffer aus der Mühle • 1 Prise körnige Hefewürze • 2 EL Vollkornsemmelbrösel • 3 EL süße Sahne • 100 g Mozzarella
2 EL Sonnenblumenkerne

Zubereitung Gewaschene Auberginen der Länge nach durchschneiden, die 4 Hälften aushöhlen. Innen mit Zitronensaft beträufeln. In wenig Wasser ca. 10 Minuten lang dünsten, beiseite stellen. Auberginenfleisch klein schneiden. Frühlingszwiebeln abziehen, Pilze putzen, beides würfeln. In heißem Öl andünsten. Petersilie waschen, klein hacken und dazugeben, ebenso Salz, Pfeffer, Hefewürze, Semmelbrösel und Sahne. Alles kurz aufkochen lassen. Mozzarella in Würfel schneiden und untermischen. Auberginenhälften mit dieser Masse füllen und in eine gefettete Auflaufform setzen. Mit den Sonnenblumenkernen bestreuen und bei 220 °C (Gas Stufe 4–5) etwa 20 Minuten lang überbacken.
Enthält pro Portion ca. 200 Milligramm Kalzium.

Lauchtorte (für 4 Personen)

Zutaten 300 g Vollkornmehl • 250 g Speisequark • 5 EL Sonnenblumenöl • 4 Stangen Lauch • 3 Eier • 300 g saure Sahne
Jodsalz • frisch gemahlener Pfeffer aus der Mühle • 1 Messerspitze geriebene Muskatnuss

Zubereitung Mehl, Quark und Öl zu einem glatten Teig verkneten. Eine gefettete Springform damit auslegen, Teigränder gut andrücken. Lauch waschen, putzen, in Ringe schneiden, in wenig Öl in einer Pfanne andünsten und auf dem Teig verteilen. Eier und saure Sahne miteinander verquirlen, mit Salz, Pfeffer und Muskatnuss würzen. Die Masse über den Lauch gießen. Lauchtorte bei 200 °C (Gas Stufe 3–4) ca. 45 Minuten lang überbacken.
Enthält pro Portion ca. 310 Milligramm Kalzium.

Lauch ist besonders reich an Vitamin C, Vitamin K, Folsäure und auch Kalzium. Im Gemüsefach des Kühlschranks hält er sich für einige Tage; außerdem gehört er zu den Gemüsen, die auch in den Wintermonaten Januar und Februar frisch erhältlich sind.

Frische ist bei Fisch oberstes Gebot. Bewahren Sie ihn auch nie länger als zwei Tage im Kühlschrank auf!

Fenchel mit Mozzarella (für 4 Personen)

Zutaten 2 Fenchelknollen (ca. 700 g) • 4 EL Wasser • 1 Zwiebel 1 Knoblauchzehe • 500 g Tomaten • frische gemischte Kräuter 1 EL Sonnenblumenöl • 125 g Mozzarella

Zubereitung Fenchel waschen, putzen, halbieren und in fingerdicke Scheiben schneiden. Mit Wasser in einen Topf geben und ca. 15 Minuten lang garen. Mit einem Schaumlöffel herausnehmen und in eine Auflaufform geben. Zwiebel und Knoblauch abziehen und fein hacken, gewaschene Tomaten würfeln, mit den klein gehackten Kräutern zum Zwiebel-Knoblauch-Gemisch geben und alles im heißen Öl dünsten, bis eine Sauce entsteht. Sauce über den Fenchel geben, Mozzarella abtropfen lassen, in Scheiben schneiden und darauf legen. Im Ofen bei 200 °C (Gas Stufe 3–4) etwa 15 Minuten lang überbacken.

Dieses Gericht eignet sich als Vorspeise oder auch als Beilage zu Fleisch- und Fischzubereitungen.

Enthält pro Portion ca. 330 Milligramm Kalzium.

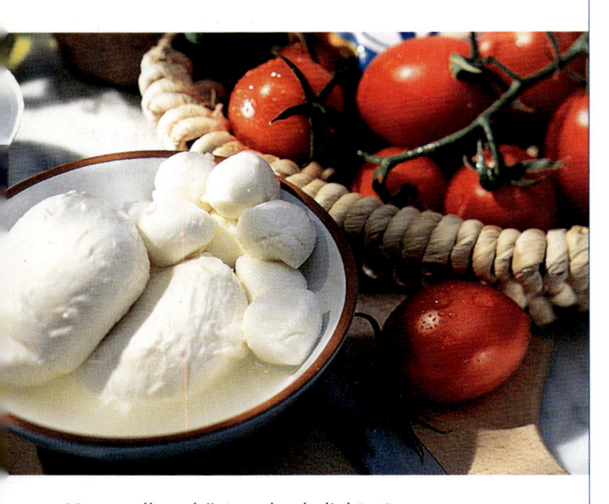

Mozzarella gehört zu den beliebtesten Frischkäsesorten. Sie können zwischen dem aus Kuhmilch und dem aus Büffelmilch hergestellten wählen – letzterer hat noch deutlich mehr Aroma.

Goldbarschfilet mit Joghurtsauce (für 2 Personen)

Zutaten 2 EL Mehl • Jodsalz • frisch gemahlener Pfeffer aus der Mühle • 1/2 TL frischer Thymian • 1 Ei • 40 g Semmelbrösel • 2 Goldbarschfilets (je ca. 200 g) • 3 EL Zitronensaft 2 EL Olivenöl • 1 große Tomate • 1 Salatgurke 1/2 Fenchelknolle • 1 Bund Schnittlauch 300 g Joghurt (1,5 % Fett) • 100 g saure Sahne

Zubereitung Zum Panieren des abgespülten Fischs das Mehl mit je 1 Prise Salz und Pfeffer sowie dem Thymian auf einem Teller vermischen. Ei in einem weiteren Teller verquirlen. Semmelbrösel ebenfalls auf einen Teller geben. Fischfilets beidseitig mit Zitronensaft beträufeln, zunächst im Mehl, dann im Ei und zuletzt auf jeder Seite 2-mal in den Semmelbröseln wenden.

Öl in einer Pfanne heiß werden lassen und Filets bei mittlerer Hitze pro Seite ca. 5 Minuten lang braten. In der Zwischenzeit das gewaschene und geputzte Gemüse sowie den Schnittlauch fein zerkleinern. Alles mit Joghurt, saurer Sahne, Salz und Pfeffer verrühren. Sauce zu den Fischfilets servieren.
Zu diesem Gericht passen Pellkartoffeln oder frisches Vollkornbaguette besonders gut.
Enthält pro Portion ca. 470 Milligramm Kalzium.

Käsespätzle (für 4 Personen)

Zutaten 500 g Mehl • 2 Prisen Jodsalz • 4 Eier ca. 1/4 l Wasser • 300 g Zwiebeln • 25 g Butter • 1 EL Sonnenblumenöl • 250 g geriebener Emmentaler • frisch gemahlener Pfeffer aus der Mühle

Zubereitung Für den Spätzleteig das Mehl mit Salz, den Eiern und so viel Wasser verrühren, dass eine zähflüssige Masse entsteht; der Teig muss beim Schlagen Blasen werfen. Zugedeckt ca. 30 Minuten lang ruhen lassen. In der Zwischenzeit Zwiebeln abziehen, halbieren und in Würfel schneiden. Butter und Öl in einer Pfanne erhitzen, bis die Butter zerlaufen ist. Die Zwiebelwürfel darin bei schwacher Hitze in ca. 20 Minuten weich und goldbraun dünsten; dabei mehrmals wenden.
Für die Spätzle reichlich Wasser zum Kochen bringen. Den Teig nach und nach in einen Spätzlehobel geben und in das sprudelnd kochende Wasser streichen. Die Spätzle sind gar, wenn sie an die Oberfläche steigen. Die jeweils fertigen Spätzle mit einem Schaumlöffel aus dem Wasser nehmen und gut abtropfen lassen. Nun abwechselnd eine Schicht Spätzle, geriebenen Emmentaler und Zwiebeln in eine vorgewärmte Schüssel geben und jeweils mit etwas Pfeffer bestreuen. Zum Schluss alles gut durchmengen und rasch servieren.
Als Beilage passt ein bunter Salat besonders gut.
Enthält pro Portion ca. 765 Milligramm Kalzium.

Tipp

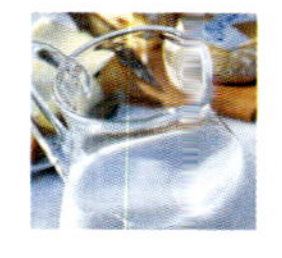

Beim Kauf sollten Zwiebeln fest, trocken und glatt sein. Keinesfalls dürfen sie Schimmel aufweisen oder bereits Triebe haben. Wählen können Sie zwischen roten, weißen und Gemüsezwiebeln. Besonders wirksam gegen Osteoporose sind getrocknete Zwiebeln.

Snacks für zwischendurch

Feigen gehören zu den Früchten mit dem höchsten Kalziumgehalt. Reife Früchte sind schwer, sehr weich und duften stark. Riechen sie leicht säuerlich, sind sie bereits überreif.

Powerbrötchen (für 1 Person)

Zutaten 1 Vollkornsemmel • 30 g Emmentaler • 1 frische Feige
1 TL gehackte Haselnüsse

Zubereitung Vollkornsemmel halbieren und mit Käsescheiben belegen. Feige schälen, in Scheiben schneiden und auf der Semmel verteilen. Mit Nüssen bestreuen.

Enthält 380 Milligramm Kalzium.

Käsewaffeln (ca. 12 Stück)

Zutaten 100 g Butter • 3 Eier • 250 g Mehl • Jodsalz
frisch gemahlener Pfeffer aus der Mühle • 500 ml Milch
(1,5 % Fett) • 150 ml Buttermilch • 1 TL gehackte Petersilie
200 g geriebener Käse (Emmentaler, Edamer, Gouda oder Tilsiter)

Zubereitung Butter in einem Topf zerlassen und kurz abkühlen lassen. Die Eier trennen. Mehl in einer Schüssel mit etwas Salz und Pfeffer vermengen. Die Eigelbe gründlich mit der Milch und der Buttermilch verschlagen. Das Mehl unterrühren. Petersilie, geriebenen Käse und zerlassene Butter dazugeben. Das Eiweiß zu sehr steifem Schnee schlagen und vorsichtig unter die Masse heben. Im Waffeleisen goldgelbe Waffeln backen.

Eine Waffel enthält ca. 260 Milligramm Kalzium.

Karottenaufstrich mit Vollkornbrot (für 2 Personen)

Zutaten 200 g Karotten • 1 Bund Schnittlauch
150 g Magerquark • 1 EL saure Sahne • 1 EL frisch gepresster
Zitronensaft • Jodsalz • frisch gemahlener Pfeffer aus der Mühle
4 Scheiben Vollkornbrot

Zubereitung Die Karotten waschen, schälen und fein reiben, den Schnittlauch waschen und in Röllchen schneiden. Den Quark mit saurer Sahne und Zitronensaft cremig rühren.

Karotten und Schnittlauch dazugeben und alles gut miteinander mischen. Mit Salz und Pfeffer abschmecken. Die Karottencreme kann man beispielsweise als Aufstrich zum Vollkornbrot servieren; sie eignet sich aber auch sehr gut als Dip für eine knackige Rohkostplatte.
Enthält pro Portion ca. 175 Milligramm Kalzium.

Käseplätzchen (ca. 25 Stück)

Zutaten 250 g Weizenmehl • 1 Päckchen Backpulver
1 TL Jodsalz • 1 EL gemischte Kräuter (z. B. Schnittlauch, Basilikum, Petersilie und Kerbel) • 60 g Butter
60 g geriebener Käse (Emmentaler, Edamer, Tilsiter oder Gouda)
ca. 150 ml Buttermilch

Zubereitung Das Mehl mit Backpulver, Salz und den gewaschenen, fein gehackten Kräutern vermengen. Die Butter in Flöckchen darunter mischen, den Käse dazugeben, alles gründlich durchkneten. So viel Buttermilch einarbeiten, bis ein geschmeidiger Teig entstanden ist. Den Teig auf einer mit Mehl bestäubten Fläche etwa 1 Zentimeter dick ausrollen und beliebige Formen ausstechen. Die Käseplätzchen auf ein mit Backpapier bedecktes Blech legen, mit etwas Buttermilch bepinseln und im Ofen auf der mittleren Schiene bei 220 °C (Gas Stufe 4–5) etwa 10 bis 12 Minuten lang goldgelb backen.
Die Käseplätzchen enthalten insgesamt ca. 1125 Milligramm Kalzium, pro Stück also ca. 45 Milligramm.

Buttermilch enthält 110 Milligramm Kalzium pro 100 Gramm und ist besonders auch an heißen Sommertagen eine erfrischende und nahrhafte Köstlichkeit. Als Zutat in den Käseplätzchen verleiht sie dem Gebäck besondere Luftigkeit.

Süßes ohne Reue

Himbeersorbet (für 3 Personen)

Zutaten 300 g tiefgefrorene Himbeeren • 300 g Joghurt (3,5 % Fett) • 50 g süße Sahne • Zucker nach Geschmack
50 g Mandelstifte

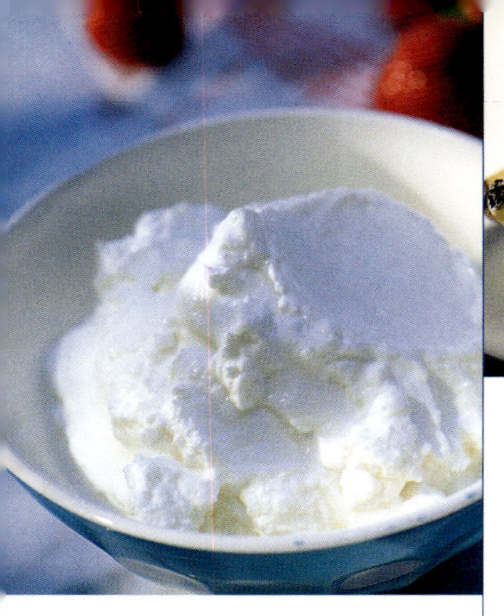
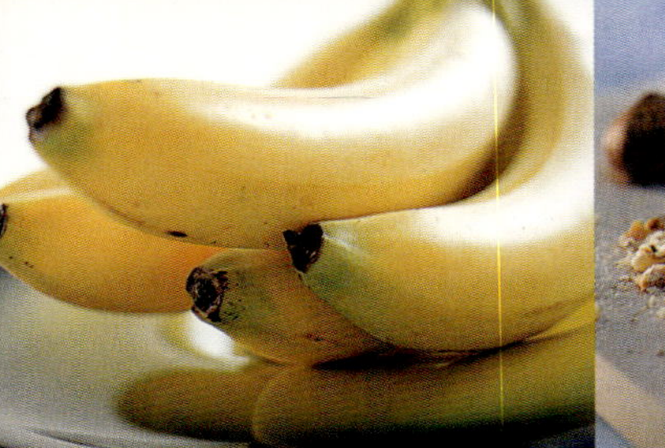
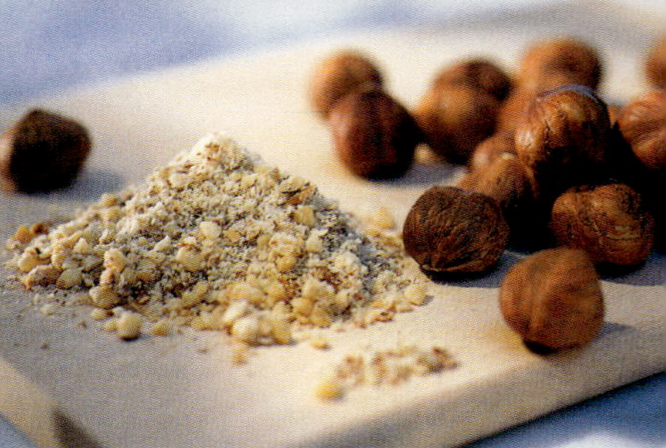

Natürlich sollte man sich bei allen Naschereien grundsätzlich zurückhalten, aber die hier vorgeschlagenen Rezepte zeigen: Süßes mit diesen Zutaten muss nicht immer Sünde sein.

Orangen gehören zu den klassischen Fitmachern. Dünnhäutige kleine Exemplare eignen sich besonders zum Saftpressen, die großen mit dicker Schale lassen sich besser abschälen.

Zubereitung Gefrorene Himbeeren mit dem Joghurt und der Sahne fein pürieren. Mit Zucker abschmecken. Die Mandelstifte unterheben. Das Sorbet gut gekühlt servieren.
Enthält pro Portion (ohne Zucker) ca. 225 Milligramm Kalzium.

Orangenquark (für 1 Person)

Zutaten 1 EL Honig • 50 ml Milch (1,5 % Fett) • 150 g Speisequark • 2 EL Vollkornhaferflocken • 1 Orange
Zubereitung Honig in der Milch auflösen und zusammen mit dem Quark in ein Schälchen geben. Haferflocken unterrühren. Die Orange schälen, filetieren, das Weiße entfernen, in mundgerechte Stücke schneiden und vorsichtig unter den Quark heben.
Enthält ca. 305 Milligramm Kalzium.

Schoko-Nuss-Joghurt (für 2 Personen)

Zutaten 50 g Vollmilchschokolade • 300 g Joghurt (3,5 % Fett) 100 g geriebene Haselnüsse • 2 EL süße Sahne
Zubereitung Schokolade in Stücke brechen, mit Joghurt und Haselnüssen im Mixer fein zerkleinern. Die Sahne unter die Creme mischen. Vor dem Servieren für 30 Minuten kalt stellen.
Enthält pro Portion ca. 375 Milligramm Kalzium.

Nuss-Frucht-Grieß (für 4 Personen)

Zutaten 750 ml Milch (1,5 % Fett) • 1 Prise Jodsalz 50 g Zucker • 120 g Hartweizengrieß • 450 g Joghurt (3,5 % Fett) • 2 EL süße Sahne • 2 EL Nussmus (aus dem Reformhaus) • 2 Bananen • 2 Kiwis

Zubereitung Milch mit Salz und Zucker aufkochen. Grieß unter gründlichem Rühren langsam einstreuen und so lange weiterrühren, bis sich keine Klümpchen mehr bilden. Den Brei im Topf mit Deckel bei schwacher Hitze ca. 5 Minuten lang weitergaren. Joghurt, süße Sahne und Nussmus mit einem Schneebesen gründlich in den heißen Brei einrühren, den Brei auf 4 Schälchen verteilen. Bananen und Kiwis schälen, in Scheiben schneiden und auf den Grießportionen verteilen.
Enthält pro Portion ca. 420 Milligramm Kalzium.

Drinks mit viel Kalzium

Weißgold (für 3 Personen)

Zutaten 250 ml Milch (1,5 % Fett) • 250 g Joghurt (1,5 % Fett) 250 ml Orangensaft • eventuell etwas Zucker
Zubereitung Alle Zutaten gut miteinander verquirlen und nach Geschmack mit etwas Zucker abschmecken. Gekühlt servieren.
Enthält pro Portion (ohne Zucker) ca. 245 Milligramm Kalzium.

Kaum ein anderes Lebensmittel ist so kalziumreich wie die Milch – aber sie schmeckt immer gleich und wird von vielen Menschen als Getränk abgelehnt. Hier finden Sie eine Fülle von Ideen, die für köstliche Abwechslung beim gesunden Trinkgenuss sorgen.

Fit mit Quitte (für 1 Person)

Zutaten 1 mittelgroße Quitte • 125 ml naturtrüber Apfelsaft eventuell etwas Puderzucker • 1 EL Hagebuttenmus (aus dem Reformhaus) • 200 ml Milch (1,5 % Fett) 1 Prise gemahlene Nelken
Zubereitung Quitte waschen, vierteln, das Kerngehäuse entfernen, das Fruchtfleisch in schmale Spalten schneiden. Mit dem Apfelsaft und eventuell etwas Puderzucker in einen Topf geben und so lange kochen lassen, bis die Quitte weich ist. Alles durch ein Sieb passieren. Das Hagebuttenmus einrühren und mit der Milch zusammen kräftig aufschlagen. In ein hohes Glas füllen und mit Nelkenpulver überstäuben.
Enthält (ohne Zucker) ca. 265 Milligramm Kalzium.

Fruchtshake (für 1 Person)

Zutaten 125 ml Milch (1,5 % Fett) • 150 g Natur- oder Fruchtjoghurt • 1 Hand voll Erdbeeren, Bananenscheiben, Heidelbeeren oder Kirschen • 2 Eiswürfel • 1 TL Zucker oder Honig

Zubereitung Alle Zutaten in einen hohen Becher geben und das Ganze gründlich mit einem Handmixer durchrühren. Den Shake in ein hohes Glas füllen und mit einer Frucht garnieren.

Enthält mit Erdbeeren ca. 370 Milligramm Kalzium.

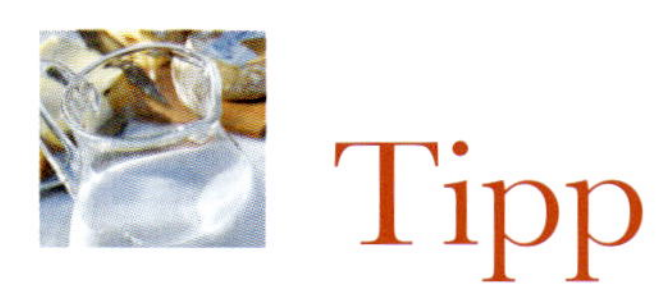

Tipp

Wer auf den Milchshakegeschmack gekommen ist, kann auch mit anderen Obstsorten experimentieren. Aber Achtung: Frische Ananas, Feigen und Papayas sind ungeeignet – sie enthalten Enzyme, die die Milch klumpen lassen.

Bananen-Eis-Drink (für 2 Personen)

Zutaten 1 Banane • 2 Kugeln Vanilleeis • 1 EL Zucker
1 EL frisch gepresster Zitronensaft • 500 ml Milch (1,5 % Fett)

Zubereitung Die Banane schälen, in Scheiben schneiden und mit Vanilleeis, Zucker, Zitronensaft und Milch im Mixer pürieren. In hohe Gläser füllen.

Enthält pro Portion ca. 360 Milligramm Kalzium.

Apfel-Joghurt-Shake (für 1 Person)

Zutaten 1 Apfel • 125 g Joghurt (1,5 % Fett) • 1 EL Weizenkleie
10 ml Apfelsaft • eventuell etwas Honig

Zubereitung Apfel waschen und schälen, mit Joghurt, Weizenkleie, Apfelsaft und eventuell etwas Honig im Mixer pürieren. In ein hohes Glas füllen.

Enthält (ohne Honig) ca. 180 Milligramm Kalzium.

Green Dream (für 4 Personen)

Zutaten 6–8 EL frische Kräuter (Gartenkresse, Petersilie, Schnittlauch) • 800 ml Buttermilch • frisch gepresster Zitronensaft • Jodsalz • frisch gemahlener Pfeffer aus der Mühle

Zubereitung Kräuter waschen, fein hacken und mit der Buttermilch verrühren. Mit Zitronensaft, Salz und Pfeffer abschmecken. In hohe Gläser füllen. Gut gekühlt servieren.

Enthält pro Portion ca. 260 Milligramm Kalzium.

Bananen-Nuss-Milch (für 1 Person)

Zutaten 1 Banane • 1 EL frisch gepresster Zitronensaft 30 g geriebene Haselnüsse • 7 EL saure Sahne • 250 ml Milch (1,5 % Fett) • eventuell etwas Honig • 1 Prise Zimt

Zubereitung Die Banane schälen, in Scheiben schneiden. Mit Zitronensaft, Haselnüssen und der sauren Sahne im Mixer pürieren. Die Mischung mit der kalten Milch auffüllen und nach Geschmack noch etwas Honig zugeben. In ein hohes Glas füllen und mit etwas Zimt bestäuben.

Enthält (ohne Honig) ca. 600 Milligramm Kalzium.

Karottenkefir (für 4 Personen)

Zutaten 500 g Karotten • 1 mittelgroßer Apfel • 500 g Kefir frisch gepresster Saft von 1/2 Zitrone • Jodsalz • frisch gemahlener Pfeffer aus der Mühle • eventuell 1 Prise Zucker etwas frische Petersilie

Zubereitung Karotten waschen, putzen, schälen und im Mixer fein pürieren. Apfel waschen, schälen, das Kerngehäuse entfernen und das Fruchtfleisch fein raspeln. Karotten und Apfel mit dem Kefir verquirlen. Den Zitronensaft zugeben und den Drink mit Salz, Pfeffer und eventuell etwas Zucker abschmecken. In hohe Gläser füllen und mit der Petersilie garnieren.

Enthält pro Portion (ohne Zucker) ca. 200 Milligramm Kalzium.

Auch pikante Mixgetränke sind einfach zuzubereiten und können sogar eine kleine Mahlzeit ersetzen. Damit eignen sie sich u. a. gut für den Büroalltag, wenn der Hunger zwischendurch sich meldet.

Brombeermilch (für 2 Personen)

Zutaten 400 g Brombeeren (frisch oder tiefgekühlt) 50 g Vanilleeis • 1 TL Honig • 1/2 l Milch (1,5 % Fett) 1 EL süße Sahne • 2 Zweige frische Minze

Zubereitung Die Brombeeren verlesen, waschen und vorsichtig trockentupfen. Mit Eis, Honig, Milch und süßer Sahne im Mixer pürieren. Die Brombeermilch in hohe Gläser füllen und mit der Minze garnieren.

Enthält pro Portion ca. 420 Milligramm Kalzium.

Glossar

Aminobisphosphonate
Extrem wirksame Bisphosphonate der neuesten Generation, die in einer Seitenkette des Moleküls eine Amino-(= Stickstoff-)Gruppe enthalten

Anabolika
Chemische Verbindungen, die den Eiweißaufbau, besonders den Muskelaufbau, fördern

Analgetika
Medikamente zur Schmerzbehandlung

Anorexia nervosa
Magersucht mit zahlreichen gesundheitlichen Folgeschäden

Antirheumatika, nicht steroidale (NSAR)
Medikamente, die in der Behandlung degenerativer Gelenkerkrankungen eingesetzt werden und kein Kortison (= Steroide) enthalten

Bisphosphonate
Substanzgruppe, die im Molekül zwei Phosphatgruppen enthält, in den Knochen eingebaut wird und vor allem den Knochenabbau gezielt hemmt

Cushing-Syndrom
Klinische Folgen einer chronisch erhöhten Kortisonproduktion oder einer Langzeitbehandlung mit hohen Kortisondosen

Cross-link-Telopeptide
Beim Knochenabbau werden auch Kollagenbruchstücke frei, die im Urin oder Blutserum nachzuweisen sind.

Desoxypyridinolin
Spezielles Abbauprodukt des Kollagens

Dexamethason
Synthetischer Kortisonabkömmling

DXA-Knochendichtemessung
Diese Röntgenmethode misst die Absorption eines feinen Röntgenstrahls in verschiedenen Skelettbereichen und berechnet daraus die Knochendichte.

Frakturen, extravertebrale
Brüche von Knochen mit Ausnahme der Wirbel (»vertebra«)

Genistein
Ist in Sojabohnen enthalten und gehört zur Gruppe der Isoflavone. Es verhindert als Antioxidans die Entstehung von Tumorzellen.

Hydroxyprolin
Baustein des Kollagens

Hypogonadismus
Angeborener oder erworbener Testosteronmangel, der beim Mann zu schwerer Osteoporose führt und deshalb behandlungsbedürftig ist

Intertrochanterregion
Besondere Skelettregion im Oberschenkel nahe der Hüfte

Isoflavone
Diese Substanzgruppe (z. B. in der Sojabohne) wird in Phytoöstrogene umgewandelt, die ähnliche Wirkungen wie das Östrogen aufweisen.

Kalzitonin
Hormon, das den Kalziumspiegel im Blut senkt und den direkten Gegenspieler des Parathormons darstellt

Knochenphosphatase, alkalische
Substanz, die von den knochenaufbauenden Zellen (Osteoblasten) gebildet wird und im Blut nachweisbar ist. Sie ist insbesondere bei Knochenmetastasen und auch bei Vitamin-D-Mangel erhöht.

Kyphoplastie
Aufrichtung eingebrochener Wirbelkörper mit Knochenzement zur schnellen Schmerzlinderung

Leptin
Dieses Hormon hemmt die Aktivität der knochenaufbauenden Zellen und fördert damit die Osteoporose.

Lymphome
Bösartige Erkrankungen der Lymphdrüsen

Muskelrelaxanzien
Medikamente, die Muskelverspannungen lösen

Opioide
Starke Schmerzmittel, die sich vom Opium ableiten und eine Suchtgefahr bergen

Osteokalzin
Bestandteil der Knochensubstanz

Osteonektin
Ebenfalls ein wichtiger Bestandteil der Knochensubstanz

Osteopenie
Verminderte Knochendichte, aber noch kein Zeichen einer Erkrankung

Parathormon
Hormon, das in den Nebenschilddrüsen (= Epithelkörperchen) gebildet wird und den Kalziumspiegel im Blut erhöht. Täglich unter die Haut gespritzt, steigert es den Knochenanbau.

Plazebo
Dem Originalarzneimittel nachgebildetes und diesem zum Verwechseln ähnliches Mittel, das jedoch keinen Wirkstoff enthält

Plasmozytom
Bösartige Erkrankung der Plasmazellen im Knochenmark. Plasmazellen bilden die Immunglobuline, die wir vor allen Dingen zur Infekt-

abwehr benötigen. Mit dem Fortschreiten der Krankheit kommt es zu einer Zerstörung des Knochens.

Prednison
Kortisonabkömmling, der vor allem in der Behandlung entzündlicher und bösartiger Krankheiten eingesetzt wird

Prostataspezifisches Antigen (PSA)
Ein Eiweißkörper im Blut, der bei erhöhten Werten das Vorliegen eines Prostatakrebses anzeigt

Screening-Methode
Eine einfache und preiswerte Methode, die im großen Umfang eingesetzt werden kann, um Krankheiten erstmals zu entdecken

SERMS
Selektive Östrogen-Rezeptor-Modulatoren, die nur noch bestimmte und gewünschte Östrogenwirkungen haben

Statine
Medikamente, die zur Senkung der Cholesterin- und Fettwerte im Blut eingesetzt werden. Neue Untersuchungen belegen auch einen knochenschützenden Effekt.

Trochanterregion
Bestimmte Region des Oberschenkelknochens nahe der Hüfte, die als Muskelansatz dient

T-Score
Messwert, der die Knochendichte des Patienten mit einem gesunden 30-Jährigen vergleicht; für die Diagnosestellung der Osteoporose notwendig

Ultraschall-Knochendichtemessung
Bei dieser Methode wird die Absorption, Ablenkung oder Geschwindigkeitsänderung von Schallwellen im bzw. am Knochen gemessen und so auf die Knochendichte geschlossen.

Vitamin-D-Metaboliten
Das zugeführte oder in der Haut gebildete Vitamin D muss erst in Nieren und Leber in mehreren Schritten in eine aktive Form umgewandelt werden (= Metabolite).

Wachstumsfaktoren
Substanzen, die das Wachstum bestimmter Zellen anregen

Wardsches Dreieck
Skelettareal nahe des Oberschenkelhalses, das häufig eine niedrige Knochendichte aufweist

Z-Score
Messwert, der die Knochendichte des Patienten mit gesunden Personen gleichen Alters und Geschlechts vergleicht

Zytokine
Lokale Gewebehormone, die das Wachstum von Zellen steuern

Schlüsselfragen zur Osteoporose

Osteoporose richtig diagnostizieren

- ☐ Wie hoch ist die Knochenmasse?
- ☐ Liegen bereits Knochenbrüche/Deformierungen vor? Sind sie noch heilbar?
- ☐ Ist eine Osteomalazie (Knochenerweichung) ausgeschlossen?
- ☐ Welches Risikoprofil für Osteoporose lässt sich erstellen?
- ☐ Liegt eine andere Krankheit zugrunde?
- ☐ Besteht eine familiäre Osteoporosebelastung?
- ☐ Bestehen Rücken-, Kreuz- und/oder Gelenkschmerzen?
- ☐ Zu welchen Knochenbrüchen ist es bereits gekommen?
- ☐ Bei weiblichen Patienten: Wurde bereits eine Östrogensubstitution begonnen?
- ☐ Werden knochenschädigende Medikamente eingenommen, bestehen knochenschädigende Krankheiten?
- ☐ Hat die Körpergröße um mehr als vier Zentimeter abgenommen?
- ☐ Wie ist es um Körperstatik und Körperhaltung bestellt?
- ☐ Bestehen Bewegungseinschränkungen?
- ☐ Liegt ein Rundrücken vor? Bestehen andere Deformierungen der Wirbelsäule?
- ☐ Wie ist der Muskeltonus? Bestehen Muskelverspannungen?
- ☐ Wie stellt sich die Reflexsituation dar?
- ☐ Bestehen Anzeichen für eine zugrunde liegende bösartige Krankheit?

Osteoporose erfolgreich therapieren

- ☐ Wird die Basistherapie mit der maximalen Mitarbeit des Patienten so früh und so konsequent wie möglich durchgeführt? Erreichen einer positiven Knochenbilanz, Stabilisieren der Knochenstruktur, Vermindern des Knochenbruchrisikos (körperliche Aktivität, Wirbelsäulengymnastik, »Knochenräuber« wie das Rauchen ausschalten, vernünftige Ernährung, täglich 1000 Milligramm Kalzium und 1000 I. E. Vitamin D)?
- ☐ Ist eine altersabhängige Hormontherapie anzuraten (Östrogen/Gestagen bei Frauen nach der Menopause bzw. Testosteron bei Männern mit entsprechendem Mangel, jährliche DXA-Kontrolle)?
- ☐ Ist das Präparat Raloxifen (siehe Seite 73f.) vorteilhaft (z. B. bei Brustkrebsrisiko)?
- ☐ Falls Basis- und Hormontherapie nicht ausreichen oder bereits eine Osteoporose vorliegt, wird bereits konsequent ein modernes Bisphosphonat eingesetzt (Therapiedauer ein bis vier Jahre, je nach Schweregrad der Osteoporose, jährliche DXA-Kontrolle)?
- ☐ Welche Schmerztherapie ist sinnvoll?
- ☐ Sind Therapiekombinationen ratsam?
- ☐ Ist die DXA-Kontrolle am gleichen Gerät möglich?
- ☐ Welche Therapiedauer ist anzustreben?
- ☐ Sind z. B. ein Korsett oder Kyphoplastie sinnvoll?

Über den Autor

Prof. Dr. med. Reiner Bartl ist Professor für innere Medizin und Facharzt für Hämatologie (Blut), Onkologie (Krebs) und Osteologie (Knochen). Er arbeitet seit 1987 als Oberarzt am Klinikum Großhadern der Universität München und leitet dort u. a. die »Knochenambulanz« (osteologische Ambulanz): 81366 München, Tel. 0 89/70 95-31 34 oder -25 14,
Homepage: www.osteologie-online.de,
E-Mail: Reiner.Bartl@med3.med.uni-muenchen.de
Die Rezepte in diesem Buch stammen u. a. von *Elke Jentzsch-Kraus*, Ernährungsberaterin der AOK Bayern, Direktion München.

Literatur

Bartl, R.: Osteoporose. Thieme Verlag. Stuttgart 2001
Bartl, R./Frisch, B.: Das Bisphosphonat-Manual. Blackwell Verlag. Berlin 2001
Kanis, J. A.: Osteoporose. Blackwell Wissenschaft. Berlin 1995
Keck, G./Kruse, H.-P.: Osteoporose: Klinik – Diagnostik – Therapie. Gustav Fischer Verlag. Stuttgart 1994
Pollähne, W./Grieser, T./Pfeifer, M./Minne, H. W.: Diagnostik und Differentialdiagnostik primärer und sekundärer Osteoporosen. Thieme Verlag. Stuttgart 1996
Pollähne, W./Broll, H./Burckhardt, P./Delling, G./Minne, H. W.: Therapie primärer und sekundärer Osteoporosen. Thieme Verlag. Stuttgart 1999
Ringe, J. D.: Osteoporose. Thieme Verlag. Stuttgart 1996
Schild, H. H./Heller, M.: Osteoporose. Thieme Verlag. Stuttgart 1996

Hinweis

Das vorliegende Buch ist sorgfältig erarbeitet worden. Dennoch erfolgen alle Angaben ohne Gewähr. Weder Autor noch Verlag können für eventuelle Nachteile oder Schäden, die aus den im Buch gemachten praktischen Hinweisen resultieren, eine Haftung übernehmen.

Bildnachweis

Arteria Photography, Kassel: 79 o., 79 u. (Dr. Matthias Eberhardt); Bartl Reiner, München: 8, 31, 35; Corbis Stockmarket, Düsseldorf: 28 (Ronnie Kaufman); Gettyimages, München: 6 (Stephen Johnson); Ifa-Bilderteam, München: 42 (IDS); Image Bank, München: 18 (Studio MPM); Mauritius-Bildagentur, Mittenwald: 73 li. (Manel Clemente), 73 re. (Stock Image); Photonica, Hamburg: 25 li. (Deborah Raven), 25 mi. (Peter Zeray), 25 re. (Neo Vision); Südwest Verlag, München: U1 (Nicolas Olonetzky), 3, 73 mi. (Barbara Bonisolli), 92, 95, 98, 102 li., 102 re. (Michael Holz), 102 mi. (Ingolf Hatz); Zefa, Düsseldorf: 49 (Creasource), 62 (Masterfile)

Impressum

Der Südwest Verlag ist ein Unternehmen der Ullstein Heyne List GmbH & Co. KG, München.

2. Auflage 2003

Redaktion und Projektleitung: Nicola von Otto

Redaktionsleitung und medizinische Fachberatung: Dr. med. Christiane Lentz

Bildredaktion: Tanja Nerger

Produktion: Manfred Metzger (Leitung), Annette Aatz

Umschlag: Reinhard Soll

Satz: Nicola von Otto, Mihriye Yücel

Druck: Weber Offset, München

Bindung: R. Oldenbourg, München

Printed in Germany
Gedruckt auf chlor- und säurearmem Papier

ISBN 3-517-06630-3

Register

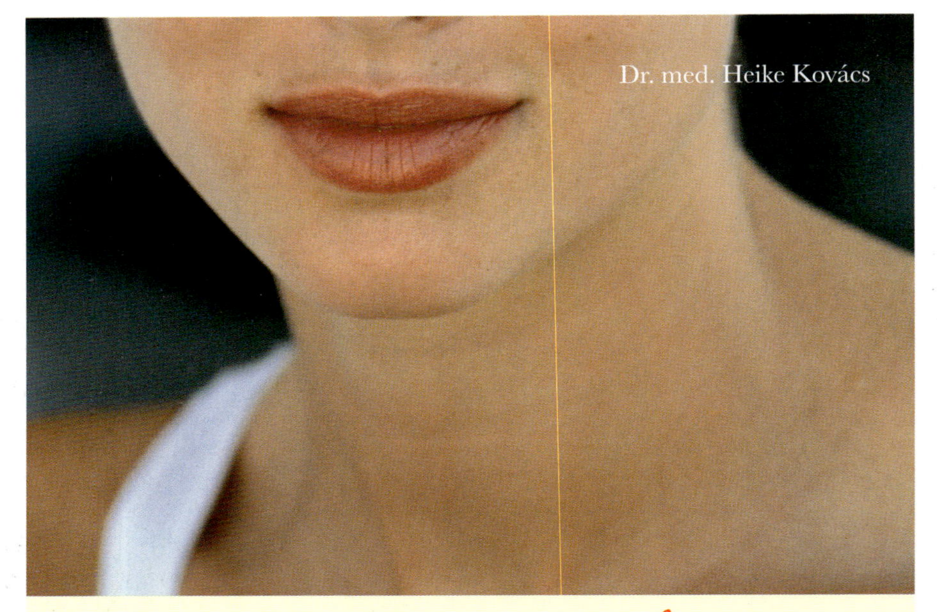

Medicus

Schilddrüse

Beschwerden gezielt behandeln

- Störungen der Hormondrüse erkennen
- Ursachen und Symptome dauerhaft therapieren
- Schilddrüsenproblemen

Südwest Verlag
München 2002
durchgehend vierfarbig, Broschur
ISBN 3-517-06639-7